北京

日常防疫指引

北京市疾病预防控制中心　编著

U0212508

人民卫生出版社

图书在版编目（CIP）数据

北京日常防疫指引 / 北京市疾病预防控制中心编著
. —北京：人民卫生出版社，2020.6
ISBN 978-7-117-30090-2

Ⅰ.①北… Ⅱ.①北… Ⅲ.①日冕形病毒 - 病毒病 -
肺炎 - 预防（卫生） Ⅳ.①R563.101

中国版本图书馆 CIP 数据核字（2020）第 093620 号

人卫智网	www.ipmph.com	医学教育、学术、考试、健康，购书智慧智能综合服务平台
人卫官网	www.pmph.com	人卫官方资讯发布平台

版权所有，侵权必究！

北京日常防疫指引

编　　著：北京市疾病预防控制中心
出版发行：人民卫生出版社（中继线 010-59780011）
地　　址：北京市朝阳区潘家园南里 19 号
邮　　编：100021
E - mail：pmph @ pmph.com
购书热线：010-59787592　010-59787584　010-65264830
印　　刷：人卫印务（北京）有限公司
经　　销：新华书店
开　　本：889×1194　1/32　印张：4
字　　数：70 千字
版　　次：2020 年 6 月第 1 版　2020 年 8 月第 1 版第 3 次印刷
标准书号：ISBN 978-7-117-30090-2
定　　价：18.00 元

打击盗版举报电话：010-59787491　E-mail: WQ @ pmph.com
质量问题联系电话：010-59787234　E-mail: zhiliang @ pmph.com

《北京日常防疫指引》
编写委员会

主　编	黄　春　曾晓芃
副主编	吴　疆
编　委	庞星火　贺　雄　刘晓峰　宋卫萍　刘秀荣
	吕若然　李　娟　安　伟　贾予平　邵开建
	吕　敏　刘　伟　于　彤　白　霜　杜世昌
	王全意　赵　耀　杨　鹏　沈　凡　张　永
	佟　颖　王凌云　杨　丹　于建平　钱海坤
	李　征

前　言

　　2020 年新年伊始,新型冠状病毒肺炎(以下简称"新冠肺炎")疫情突如其来,给市民日常生活带来巨大冲击和影响。截至 5 月 31 日,疫情波及全球 215 个国家和地区,近 600 万人感染,影响 70 多亿人口,夺走超过 36 万人的宝贵生命。这场疫情是新中国成立以来发生的传播速度最快、感染范围最广、防控难度最大的一次重大突发公共卫生事件,给我国经济运行和人民群众生产生活造成巨大影响。

　　病毒没有国界,疫病不分种族。面对来势汹汹的疫情,以习近平同志为核心的党中央坚持把人民群众生命安全和身体健康放在第一位,迅速打响疫情防控的人民战争、总体战、阻击战。北京市委、市政府坚决贯彻党中央决策部署,按照"坚定信心、同舟共济、科学防治、精准施策"的总要求,带领全市上下万众一心,众志成城,不畏艰险,勇敢前行,汇聚起同疫情斗争的磅礴之力。经过四个多月的艰苦奋战,北京本地疫情传播基本阻断,市民防范意识明显增强,健康生活方式得到普及,疫情防控主体战取得重大战略成果,防控工作从应急状态转入常态化防控机制。

常态化防控绝非解除警报,更不是可以放松警惕、高枕无忧,反而是对防控工作提出更高要求,任何松劲、疏忽、懈怠、侥幸都可能导致疫情死灰复燃、卷土重来、前功尽弃。我们必须持之以恒,按照北京市委、市政府总体部署要求,时刻绷紧疫情防控这根弦,聚焦重点人群和重点部位,进一步抓紧、抓实、抓细各项常态化防控措施,确保北京防控形势持续稳定向好。

在本次疫情防控中,北京市疾病预防控制中心组织各方专家,发挥专业优势,会同相关部门编制发布了针对普通公众、特定人群、不同场所等78个防控指引,为北京疫情防控提供了科学专业指导。在此基础上,又汲取国内外疫情防控的有益做法,编写了《北京日常防疫指引》。

本书分为七章共60个情景,内容涉及市民交通出行、外出就餐、购物、游玩、休闲娱乐、文化交流等生活场景及商务洽谈、田间务农等工作场景,包括管理者在防疫方面应该做到哪些、市民应该遵守哪些等,并就如何佩戴口罩、预防性消毒、科学使用空调、如何就医等提出科学建议,切实将常态化防控措施融入日常。本书成稿后广泛征求并吸纳了北京市各防控工作组及业内人员和市民的意见建议,旨在引导大家从日常生活点滴做起,结合《首都市民卫生健康公约》,强化自我保护意识,让科学戴口罩、勤洗手、常通风、少聚集、保持社交距离、倡导健康饮食文化等成为日常生活工作行为规范,引导市民养成文明健康的生活方式,做自身健康的"掌门人"。

北京市疾病预防控制中心

2020 年 5 月 31 日

目　录

第一章　日常生活指引 ………………………………………… 1

一、交通出行 ……………………………………………… 2

　(一) 私家车 ……………………………………………… 2

　(二) 公交 / 地铁 ………………………………………… 3

　(三) 共享单车 …………………………………………… 5

　(四) 出租车 / 网约车 …………………………………… 7

　(五) 火车 ………………………………………………… 8

　(六) 飞机 ………………………………………………… 10

　(七) 长途汽车 …………………………………………… 13

二、外出就餐 ……………………………………………… 15

　(一) 餐厅 ………………………………………………… 15

　(二) 咖啡厅 / 茶座 ……………………………………… 18

三、外出购物 ……………………………………………… 20

　(一) 超市 / 商场 / 综合购物中心 ……………………… 20

（二）农贸市场 ……………………………… 23

（三）便利店 / 小商店 ……………………… 26

（四）书店 ……………………………………… 28

（五）药店 ……………………………………… 31

四、外出游玩 …………………………………… 33

（一）酒店住宿 ……………………………… 33

（二）游乐设施 ……………………………… 36

（三）野外营地 ……………………………… 38

（四）动物园 ………………………………… 40

（五）公园 …………………………………… 42

五、休闲娱乐 …………………………………… 44

（一）户外活动 ……………………………… 44

（二）公共卫生间 …………………………… 45

（三）美容 / 美发 / 美甲 …………………… 48

（四）大众浴场 ……………………………… 50

（五）电影院 / 剧场 ………………………… 51

（六）体育场馆 / 游泳场馆 ………………… 53

（七）KTV …………………………………… 55

（八）网吧 …………………………………… 57

（九）酒吧 / 夜场 …………………………… 59

（十）影楼 / 照相馆 ………………………… 61

六、文化交流 …………………………………… 63

（一）图书馆/科技馆 ················· 63

（二）博物馆/美术馆/展览馆 ········· 66

七、特别活动 ······················· 68

（一）家庭庆祝活动,如婚礼、寿宴 ···· 68

（二）丧葬活动 ······················· 70

第二章　工作指引 ···················· 73

一、办公场所 ······················· 74

二、会议室 ························· 76

三、车间 ··························· 79

四、工地 ··························· 82

五、服务窗口(银行、邮局等) ········· 84

六、露天作业/露天执勤 ·············· 86

七、商务洽谈/拜访客户 ·············· 88

八、田间务农 ······················· 90

九、养殖业 ························· 92

十、领队/导游 ······················ 94

十一、餐饮服务 ····················· 96

第三章　预防性消毒指引 ·············· 99

一、消毒原则 ······················· 100

二、消毒剂选择 ····················· 101

三、消毒方法 …………………………………………… 102

四、注意事项 …………………………………………… 104

第四章　公众出现发热呼吸道症状后的就诊指引 …… 105

一、无发热,但有咳嗽、咽痛等呼吸道症状 ………… 106

二、若出现发热、干咳等症状,建议及时前往就近的
发热门诊就医 …………………………………… 107

三、注意事项 …………………………………………… 108

第五章　旅行者指引 ……………………………………… 109

一、出发前 ……………………………………………… 110

二、旅程中 ……………………………………………… 111

三、返回后 ……………………………………………… 112

第六章　公众佩戴口罩指引 …………………………… 113

一、口罩分类及适用范围 …………………………… 114

二、佩戴口罩场景指引 ……………………………… 115

第七章　科学使用空调指引 …………………………… 117

第一章

日常生活指引

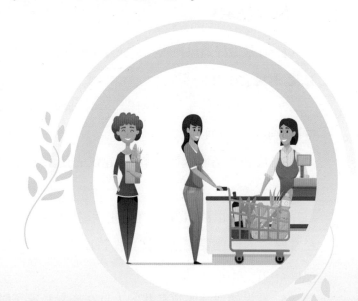

一、交通出行

（一）私家车

1. 日常做好通风换气。天冷开窗通风时，需注意车内外温差，避免受凉引起感冒。

2. 处于地下停车场等密闭环境时，最好关闭车窗，开启空调内循环进行通风。

3. 从公共场所返回车辆时，建议先用手消毒剂进行手卫生。

4. 私家车以清洁为主，车门把手、扶手、方向盘、座椅等经常触摸的部位要定期清洁。保持座椅套清洁，定期洗涤消毒。

5. 有发热或呼吸道症状的人员在搭乘私家车时应佩戴口罩，尽量与同车人员保持距离，适度开窗通风，不开启空调内循环。

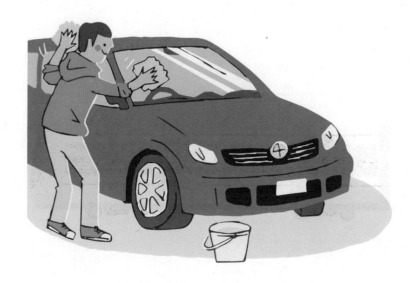

（二）公交 / 地铁

1. 市民

（1）有发热或呼吸道症状，特别是近期与呼吸道传染病患者有过密切接触的人员，尽量不搭乘公共交通。如需出行应佩戴口罩。

（2）注意手卫生，清洁双手前不要触碰口、眼、鼻。接触可能被污染的物品后必须洗手，或用手消毒剂消毒。

（3）遵循呼吸卫生 / 咳嗽礼仪，咳嗽、打喷嚏时用肘部或纸巾遮掩。不随地吐痰，口鼻分泌物用纸巾包好弃置于垃圾箱内。

（4）外出可随身携带口罩，乘车时如果难以避免近距离

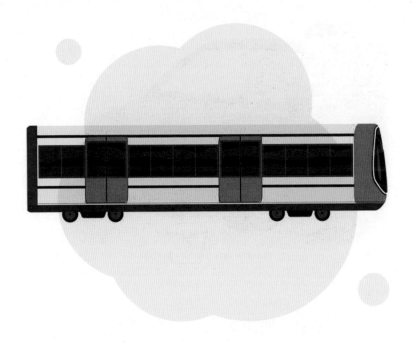

接触可佩戴口罩。

（5）注意在车厢、车辆、电梯中言行举止得体，不大声喧哗。

（6）如果等候的车辆拥挤，请改乘下一辆车。

（7）尽量选择刷卡、扫码等无接触方式充值、购票。

（8）遵守公交、地铁等部门防疫规定，如戴口罩、测体温等。

2. 管理人员和工作人员

（1）建立健康监测报告制度。

（2）出现发热或呼吸道、消化道传染病症状时不得上班，建议尽快就医。

（3）保持个人卫生，工作服清洁卫生，勤洗手。

（4）候车室和车辆运行前进行充分通风。车辆行驶期间，应保持车厢内空气流通。

（5）保证集中空调通风系统、厢式电梯换气扇运转正常。

（6）候车室和车辆以清洁为主，预防性消毒为辅，门把手、座椅、扶手等乘客经常触摸的部位要定期清洁消毒。

（7）卫生间保持清洁干爽，提供洗手液，保证水龙头等设施能正常使用，垃圾及时清理。

（8）灵活调整发车频率，高峰时段降低乘客密度。

（9）提供无接触式充值、购票服务。

（10）通过车身媒体、站牌灯箱、移动电视、电子站牌等宣传防疫知识，引导乘客配合防疫措施。

（11）乘客出现呕吐时，立即用一次性吸水材料加足量消毒剂对呕吐物进行覆盖，清除呕吐物后，再对污染过的地面、车壁等进行消毒处理。

（三）共享单车

1. 市民

（1）注意手卫生，清洁双手前不要触碰口、眼、鼻。在使用结束锁车后必须洗手，或用手消毒剂消毒。

（2）遵循呼吸卫生／咳嗽礼仪，咳嗽、打喷嚏时用肘部或纸巾遮掩。不随地吐痰，口鼻分泌物用纸巾包好弃置于垃圾箱内。

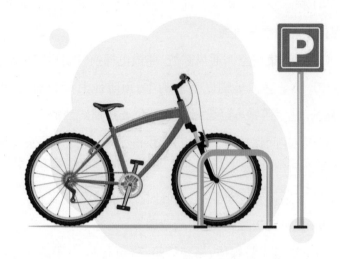

（3）外出时可随身携带口罩，尽量与他人保持 1 米以上的社交距离，如果难以避免近距离接触，可佩戴口罩。

2. 管理人员和工作人员

（1）建立健康监测报告制度。

（2）出现发热或呼吸道、消化道传染病症状时不得上班，建议尽快就医。

（3）保持个人卫生，工作服清洁卫生，勤洗手。

（4）共享单车以清洁为主，预防性消毒为辅，车把手、座椅等乘客经常触摸的部位要定期清洁消毒。

（四）出租车／网约车

1. 市民

（1）有发热或呼吸道症状，特别是近期与呼吸道传染病患者有过密切接触的乘客，如需出行，应佩戴口罩并尽量坐在后排。

（2）注意手卫生，清洁双手前不要触碰口、眼、鼻，接触可能被污染的物品后必须洗手，或用手消毒剂消毒。

（3）遵循呼吸卫生／咳嗽礼仪，咳嗽、打喷嚏时用肘部或纸巾遮掩。不随地吐痰，口鼻分泌物用纸巾包好弃置于垃圾箱内。

（4）尽量选择非现金支付方式。

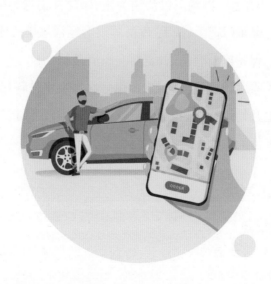

2. 管理人员和司机

（1）建立健康监测报告制度，不要疲劳驾驶。

（2）有发热或呼吸道、消化道传染病症状时不得上班，建议尽快就医。

（3）司机在服务期间应注意手卫生，清洁双手前不要触碰口、眼、鼻，接触可能被污染的物品后必须洗手，或用手消毒剂消毒。

（4）车内准备垃圾袋等防护清洁用品。

（5）尽量使用非现金收付方式。

（6）通过电台广播提示、座椅背面张贴标语或放置材料等方式开展卫生知识宣传。

（7）定时开窗通风，保持车内空气清新。

（8）保持车内整洁，及时打扫卫生和清理垃圾。

（9）出租车／网约车以清洁为主，预防性消毒为辅，定期清洁和消毒车门把手、扶手、座椅等乘客经常触摸的部位。

（10）保持座椅套清洁，定期洗涤消毒。

（11）乘客出现呕吐时，立即用一次性吸水材料加足量消毒剂对呕吐物进行覆盖，清除呕吐物后，再对污染过的地面、车壁等进行消毒处理。

（五）火车

1. 乘客

（1）有发热或呼吸道症状，特别是近期与呼吸道传染病患者有过密切接触的乘客,建议暂缓出行,或旅途中佩戴口罩。

（2）按照停留时间、旅行地卫生设施状况等情况,准备一定量的清洁用品和口罩等个人防护用品。

（3）注意手卫生,清洁双手前不要触碰口、眼、鼻,接触可能被污染的物品后必须洗手。

（4）遵循呼吸卫生/咳嗽礼仪,咳嗽、打喷嚏时用肘部或纸巾遮掩。不随地吐痰,口鼻分泌物用纸巾包好弃置于垃圾箱内。

（5）尽量与他人保持1米以上的社交距离,如果难以避免近距离接触,可随身携带口罩,必要时佩戴。

（6）保持车厢内环境卫生,言行举止得体,不大声喧哗。

（7）尽量选择刷卡、扫码等无接触方式购票。

（8）遵守铁路部门防疫规定,如戴口罩、测体温等。

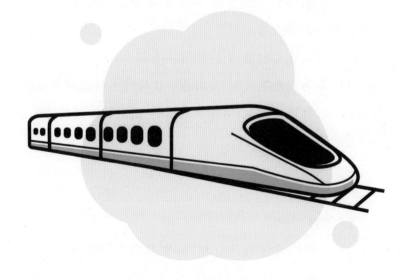

2. 管理人员和工作人员

（1）建立健康监测报告制度。

（2）出现发热或呼吸道、消化道传染病症状时不得上班，建议尽快就医。

（3）保持个人卫生，工作服清洁卫生，勤洗手。

（4）候车室和车辆运行前进行充分通风，保持空气清新。

（5）集中空调通风系统、厢式电梯换气扇应保证运转正常。

（6）候车室和车辆以清洁为主，预防性消毒为辅，自助购（取）票机触摸屏、扶手等乘客经常触摸的部位要定期清洁消毒。

（7）保持卫生间清洁干爽，提供洗手液，保证水龙头等设施能正常使用，垃圾及时清理。

（8）提供无接触式购票、检票服务。

（9）通过广播、车载媒体、电子站牌等宣传防疫知识，引导乘客配合防疫措施。

（10）保持座椅套清洁，定期洗涤消毒。

（11）乘客出现呕吐时，立即用一次性吸水材料加足量消毒剂对呕吐物进行覆盖，清除呕吐物后，再对污染过的地面、车壁等进行消毒处理。

（六）飞机

1. 乘客

（1）有发热或呼吸道症状，特别是近期与呼吸道传染病患者有过密切接触的乘客,建议暂缓出行,或旅途中佩戴口罩。

(2) 按照停留时间、旅行地卫生设施状况等,准备一定量的清洁用品和口罩等个人防护用品。

(3) 注意手卫生,清洁双手前不要触碰口、眼、鼻,接触可能被污染的物品后必须洗手。

(4) 遵循呼吸卫生 / 咳嗽礼仪,咳嗽、打喷嚏时用肘部或纸巾遮掩。不随地吐痰,口鼻分泌物用纸巾包好弃置于垃圾箱内。

(5) 尽量与他人保持 1 米以上的社交距离,如果难以避免近距离接触,可随身携带口罩,必要时佩戴。

(6) 保持机舱内环境卫生,言行举止得体,不大声喧哗。

(7) 尽量选择网络等无接触方式订购票。

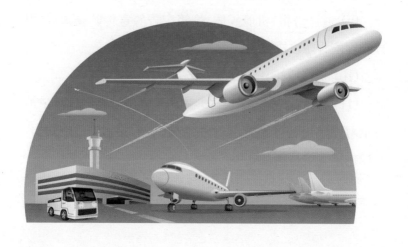

（8）遵守民航部门防疫规定，如戴口罩、测体温。

2. 管理人员和工作人员

（1）建立健康监测报告制度。

（2）出现发热或呼吸道、消化道传染病症状时不得上班，建议尽快就医。

（3）保持个人卫生，工作服清洁卫生，勤洗手。

（4）保持候机厅空气流通。

（5）保证集中空调通风系统、厢式电梯换气扇运转正常。

（6）候机厅和机舱内以清洁为主，预防性消毒为辅，自助设备触摸屏、推车、扶手等乘客经常触摸的部位要定期清洁消毒。

（7）保持卫生间清洁干爽，提供洗手液，保证水龙头等设施能正常使用，垃圾及时清理。

（8）提供无接触购票、值机服务。

（9）通过海报、机舱媒体、灯箱广告等宣传防疫知识，引导乘客配合防疫措施。

（10）保持座椅套清洁，定期洗涤消毒。

（11）旅客出现呕吐时，立即用一次性吸水材料加足量消毒剂对呕吐物进行覆盖，清除呕吐物后，再对污染过的地面、机舱内壁等进行消毒处理。

（七）长途汽车

1. 乘客

（1）有发热或呼吸道症状，特别是近期与呼吸道传染病患者有过密切接触的乘客，建议暂缓出行，或旅途中佩戴口罩。

（2）按照停留时间、旅行地卫生设施状况等，准备一定量的清洁用品和口罩等个人防护用品。

（3）注意手卫生，清洁双手前不要触碰口、眼、鼻，接触可能被污染的物品后必须洗手，或用手消毒剂消毒。

（4）遵循呼吸卫生 / 咳嗽礼仪，咳嗽、打喷嚏时用肘部或纸巾遮掩。不随地吐痰，口鼻分泌物用纸巾包好弃置于垃圾

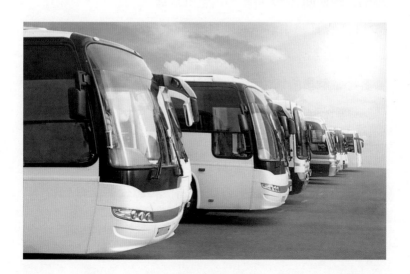

箱内。

(5) 尽量与他人保持 1 米以上的社交距离,如果难以避免近距离接触,可随身携带口罩,必要时佩戴。

(6) 保持车内环境卫生,言行举止得体,不大声喧哗。

(7) 尽量选择网络等无接触方式订购票。

(8) 遵守运营部门防疫规定,如戴口罩、测体温。

2. 管理人员和工作人员

(1) 建立健康监测报告制度。

(2) 有发热或呼吸道、消化道传染病症状时不得上班,建议尽快就医。

(3) 保持个人卫生,工作服清洁卫生,勤洗手。

(4) 保持候车室空气流通,车辆运行前进行充分通风。车辆行驶期间,应保持车厢内空气流通。

(5) 保证集中空调通风系统、厢式电梯换气扇运转正常。

(6) 候车室和车内以清洁为主,预防性消毒为辅,扶手等乘客经常触摸的部位要定期清洁消毒。

(7) 保持卫生间清洁干爽,提供洗手液,保证水龙头等设施能正常使用,垃圾及时清理。

(8) 提供无接触购票、检票服务。

(9) 通过海报、车载媒体、灯箱广告等宣传防疫知识,引导乘客配合防疫措施。

(10) 保持座椅套清洁,定期洗涤消毒。

（11）乘客出现呕吐时，立即用一次性吸水材料加足量消毒剂对呕吐物进行覆盖，清除呕吐物后，再对污染过的地面、车壁等进行消毒处理。

二、外出就餐

（一）餐厅

1. 顾客

（1）有发热或呼吸道症状，特别是近期与呼吸道传染病患者有过密切接触的顾客，不建议外出就餐。

（2）排队等候时，与他人保持 1 米以上的社交距离。

（3）注意手卫生，在饮食、如厕前后洗手。

（4）清洁双手前不要触碰口、眼、鼻，接触可能被污染的物品后必须洗手，或用手消毒剂消毒。

（5）遵循呼吸卫生 / 咳嗽礼仪，咳嗽、打喷嚏时用肘部或纸巾遮掩。不随地吐痰，口鼻分泌物用纸巾包好弃置于垃圾箱内。

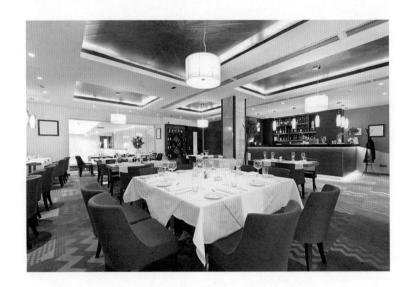

(6) 就餐时提倡使用公筷公勺, 实行分餐制。

(7) 禁食野味。

(8) 保持餐厅内环境卫生, 言行举止得体, 不大声喧哗, 文明用餐。

(9) 遵守餐厅相关防疫管理措施。

2. 管理人员和工作人员

(1) 建立健康监测报告制度。

(2) 有发热或呼吸道、消化道传染病症状时不得上班, 建议尽快就医。

(3) 保持个人卫生, 工作服清洁卫生, 勤洗手。餐饮、加工和烹制等服务人员, 应按餐饮行业管理要求佩戴防护用品。

(4) 在店内外候餐、取餐、结账等人员易聚集区域划设

"一米线",控制人流密度。提示顾客与他人随时保持距离。

(5) 提倡预约限流就餐,合理安排顾客到店时间,避免人员聚集。

(6) 提倡非接触式点餐、结账。

(7) 保持桌位间距 1 米以上。

(8) 保持餐厅内空气流通,营业前进行充分通风。

(9) 保证集中空调通风系统、厢式电梯换气扇运转正常。

(10) 餐厅以清洁为主,预防性消毒为辅,顾客经常触摸的部位要定期清洁消毒。

(11) 保持座椅套、桌布、围裙等纺织物清洁,定期洗涤消毒。

(12) 出现呕吐物时,立即用一次性吸水材料加足量消毒剂对呕吐物进行覆盖,清除呕吐物后,再对污染过的地面、墙壁等进行消毒处理。

(13) 公共餐饮用品用具应"一客一换一消毒",并为多人就餐顾客提供公筷公勺。

(14) 保持卫生间清洁干爽,提供洗手液,保证水龙头等设施能正常使用,垃圾及时清理。

(15) 不向顾客主动提供一次性餐具。

(16) 通过海报、电子屏等宣传防疫和卫生知识,引导客人配合防疫措施。

(17) 餐厅经营管理符合相关法律法规要求。

（二）咖啡厅／茶座

1. 顾客

（1）有发热或呼吸道症状，特别是近期与呼吸道传染病患者有过密切接触的顾客，不建议前往。

（2）排队等候时，与他人保持 1 米以上的社交距离。

（3）注意手卫生，在饮食、如厕前后洗手。

（4）清洁双手前不要触碰口、眼、鼻，接触可能被污染的物品后必须洗手，或用手消毒剂消毒。

（5）遵循呼吸卫生／咳嗽礼仪，咳嗽、打喷嚏时用肘部或纸巾遮掩。不随地吐痰，口鼻分泌物用纸巾包好弃置于垃圾箱内。

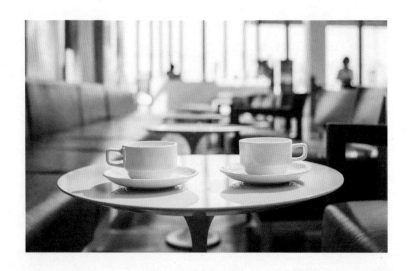

（6）如在咖啡厅 / 茶座就餐，提倡使用公筷公勺，实行分餐制。

（7）保持咖啡厅 / 茶座内环境卫生，言行举止得体，不大声喧哗。

（8）遵守咖啡厅 / 茶座相关防疫管理措施。

2. 管理人员和工作人员

（1）建立健康监测报告制度。

（2）有发热或呼吸道、消化道传染病症状时不得上班，建议尽快就医。

（3）保持个人卫生，工作服清洁卫生，勤洗手。提供餐饮和饮食制作服务人员，按餐饮行业管理要求佩戴防护用品。

（4）在取餐（饮）、结账等人员易聚集区域划设"一米线"，控制人流密度。提示客人与他人随时保持距离。

（5）提倡预约，合理安排顾客到店时间，避免人员聚集。

（6）提倡非接触式点餐、结账。

（7）桌位间距保持 1 米以上。

（8）保持咖啡厅/茶座内空气流通，营业前进行充分通风。

（9）保证集中空调通风系统、厢式电梯换气扇运转正常。

（10）咖啡厅 / 茶座以清洁为主，预防性消毒为辅，顾客经常触摸的部位要定期清洁消毒。

（11）保持座椅套、桌布等纺织物清洁，定期洗涤消毒。

（12）出现呕吐物时，立即用一次性吸水材料加足量消毒剂对呕吐物进行覆盖,清除呕吐物后,再对污染过的地面、墙壁等进行消毒处理。

(13)公共餐饮用品用具应"一客一换一消毒",并为多人就餐顾客提供公筷公勺。

(14)保持卫生间清洁干爽,提供洗手液,保证水龙头等设施正常使用,垃圾及时清理。

(15)不向顾客主动提供一次性餐具。

(16)通过海报、电子屏等宣传防疫知识,引导乘客配合防疫措施。

(17)咖啡厅/茶座经营管理符合相关法律法规要求。

三、外出购物

(一)超市/商场/综合购物中心

1. 顾客

(1)有发热或呼吸道症状,特别是近期与呼吸道传染病患者有过密切接触的顾客,不建议前往。

（2）挑选商品或排队结账时与他人保持 1 米以上的社交距离。

（3）避免直接在面部或嘴唇上试用化妆品样品，可用手背代替测试，测试后需消毒或洗手。

（4）付款时尽量选择刷卡、扫码等非现金、非接触的支付方式。

（5）遵循呼吸卫生 / 咳嗽礼仪，咳嗽、打喷嚏时用肘部或纸巾遮掩。不随地吐痰，口鼻分泌物用纸巾包好弃置于垃圾箱内。

（6）注意手卫生，在饮食、如厕前后洗手，使用购物车(篮)后使用免洗手消毒剂、湿巾等清洁双手。

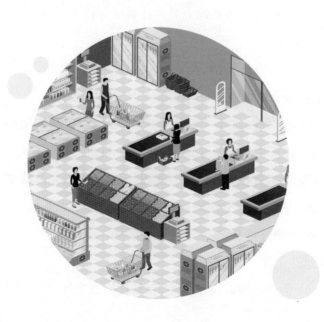

（7）清洁双手前不要触碰口、眼、鼻，接触可能被污染的物品后必须洗手，或用手消毒剂消毒。

（8）保持购物场所内环境卫生，言行举止得体，不大声喧哗，文明购物。

（9）购物场所如有测体温、戴口罩等防疫要求，应予以配合。

2. 管理人员和工作人员

（1）建立健康监测报告制度。

（2）有发热或呼吸道、消化道传染病症状时不得上班，建议尽快就医。

（3）服务人员在直接为顾客提供服务时需佩戴口罩。

（4）导购人员与挑选商品的顾客应保持1米以上的社交距离。

（5）举办宣传促销活动时，应引导顾客保持社交距离，避免顾客长时间聚集在一个地方。

（6）在试吃、试妆等活动中产生的牙签、一次性纸杯、纸巾、棉花棒等物品应及时按垃圾分类标准进行投放处理。

（7）保持营业场所内空气流通，营业前进行充分的通风。

（8）使用集中空调通风系统时，应保证空调系统运转正常。保证厢式电梯的换气扇运转正常。保证地下车库通风系统运转正常。

（9）营业场所以清洁为主，预防性消毒为辅，顾客经常触摸的部位要定期清洁消毒。

（10）出现呕吐物时，立即用一次性吸水材料加足量消毒剂对呕吐物进行覆盖，清除呕吐物后，再对污染过的地面、墙壁等进行消毒处理。

（11）保持卫生间清洁干爽，提供洗手液，保证水龙头等设施能正常使用，垃圾及时清理。

（12）尽可能在购物车（篮）附近配备手消毒液，并随时消毒把手。

（13）引导顾客在排队结账时保持 1 米以上的社交距离。

（14）收银员、接待员与顾客间保持 1 米以上的社交距离，必要时安装透明隔板。

（15）尽量使用电子支付方式收款。

（16）通过海报、电子屏、广播等宣传卫生防疫知识，引导乘客配合防疫措施。

（二）农贸市场

1. 顾客

（1）有发热或呼吸道症状，特别是近期与呼吸道传染病患者有过密切接触的顾客，不建议前往。

（2）在挑选商品或排队结账时与他人保持 1 米以上的社交距离。

（3）付款时尽量使用扫码等非现金、非接触的支付方式。

（4）遵循呼吸卫生/咳嗽礼仪，咳嗽、打喷嚏时用肘部或纸巾遮掩。不随地吐痰，口鼻分泌物用纸巾包好弃置于垃圾箱内。

（5）注意手卫生，在饮食、如厕前后洗手，或使用免洗手消毒剂、湿巾等清洁双手。

（6）清洁双手前不要触碰口、眼、鼻，接触可能被污染的物品后必须洗手，或用手消毒剂消毒。

（7）保持购物场所内环境卫生，言行举止得体，不大声喧哗，文明购物。

（8）购物场所如有测体温、戴口罩等防疫要求，应予以配合。

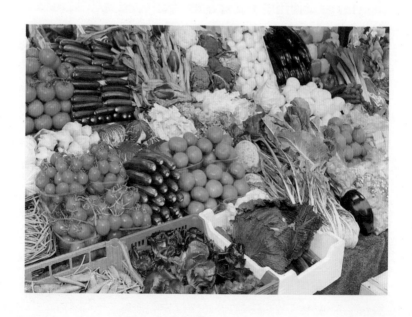

2. 管理人员和工作人员

（1）建立健康监测报告制度。

（2）有发热或呼吸道、消化道传染病症状时不得上班，建议尽快就医。

（3）服务人员在直接为顾客提供服务时需佩戴口罩。

（4）售货员与顾客保持 1 米以上的社交距离，必要时安装透明隔板。

（5）引导顾客在排队结账时保持 1 米以上的社交距离。

（6）举办宣传促销活动时，应引导顾客保持社交距离，避免顾客长时间在一个地方聚集。

（7）在试吃等活动中产生的牙签、一次性纸杯、纸巾等物品应及时按垃圾分类标准进行投放处理。

（8）保持市场内空气流通，营业前进行充分通风。

（9）必要时在出入口等位置配备免洗手消毒剂。

（10）保证集中空调通风系统运转正常。

（11）市场内以清洁为主，预防性消毒为辅，顾客经常触摸的部位要定期清洁消毒。

（12）出现呕吐物时，立即用一次性吸水材料加足量消毒剂对呕吐物进行覆盖，清除呕吐物后，再对污染过的地面、墙壁等进行消毒处理。

（13）卫生间保持清洁干爽，提供洗手液，保证水龙头等设施能正常使用，垃圾及时清理。

（14）尽量使用电子支付方式收款。

（15）通过海报、电子屏、广播等宣传卫生防疫知识，引导乘客配合防疫措施。

（三）便利店／小商店

1. 顾客

（1）有发热或呼吸道症状，特别是近期与呼吸道传染病患者有过密切接触的顾客，不建议前往。

（2）在挑选商品或排队结账时与他人保持1米以上社交距离。

（3）避免直接在面部或嘴唇上试用化妆品样品，可用手背代替测试，测试后需消毒或洗手。

（4）付款时尽量使用扫码等非现金、非接触的支付方式。

（5）遵循呼吸卫生／咳嗽礼仪，咳嗽、打喷嚏时用肘部或纸巾遮掩。不随地吐痰，口鼻分泌物用纸巾包好弃置于垃圾箱内。

（6）注意手卫生，在饮食、如厕前后洗手，或使用免洗手消毒剂、湿巾等清洁双手。

（7）清洁双手前不要触碰口、眼、鼻，接触可能被污染的物品后必须洗手，或用手消毒剂消毒。

（8）注意保持店内环境卫生，言行举止得体，不大声喧哗，文明购物。

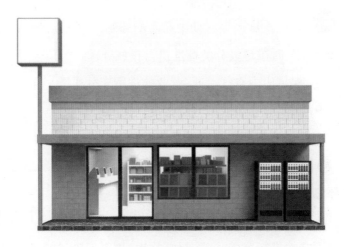

（9）购物店如有测体温、戴口罩等防疫要求,应予以配合。

2. 管理人员和工作人员

（1）建立健康监测报告制度。

（2）有发热或呼吸道、消化道传染病症状时不得上班,建议尽快就医。

（3）服务人员在直接为顾客提供服务时需佩戴口罩。

（4）售货员与顾客保持 1 米以上的社交距离,必要时安装透明隔板。

（5）引导顾客在排队结账时保持 1 米以上的社交距离。

（6）举办宣传促销活动时,应引导顾客保持社交距离,避免顾客长时间在一个地方聚集。

(7) 在试吃试用等活动中产生的牙签、一次性纸杯、纸巾等物品应及时按垃圾分类标准进行投放处理。

(8) 保持店内空气流通,营业前进行充分通风。

(9) 必要时在出入口等位置配备免洗手消毒剂。

(10) 保证集中空调通风系统运转正常。

(11) 店内以清洁为主,预防性消毒为辅,顾客经常触摸的部位要定期清洁消毒。

(12) 出现呕吐物时,立即用一次性吸水材料加足量消毒剂对呕吐物进行覆盖,清除呕吐物后,再对污染过的地面、墙壁等进行消毒处理。

(13) 付款时尽量使用扫码等非现金、非接触的支付方式。

(14) 通过海报、电子屏、广播等宣传卫生防疫知识,引导乘客配合防疫措施。

(四) 书店

1. 顾客

(1) 有发热或呼吸道症状,特别是近期与呼吸道传染病患者有过密切接触的顾客,不建议前往。

(2) 在挑选商品或排队结账时与他人保持 1 米以上的社交距离。

（3）付款时尽量使用扫码等非现金、非接触的支付方式。

（4）遵循呼吸卫生 / 咳嗽礼仪，咳嗽、打喷嚏时用肘部或纸巾遮掩。不随地吐痰，口鼻分泌物用纸巾包好弃置于垃圾箱内。

（5）注意手卫生，如厕前后洗手，或使用免洗手消毒剂、湿巾等清洁双手。

（6）清洁双手前不要触碰口、眼、鼻，接触可能被污染的物品后必须洗手，或用手消毒剂消毒。

（7）保持书店内环境卫生，言行举止得体，不大声喧哗，文明选购。

（8）书店如有测体温、戴口罩等防疫要求，应予以配合。

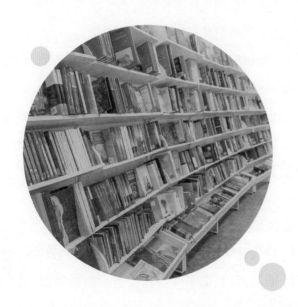

2. 管理人员和工作人员

（1）建立健康监测报告制度。

（2）有发热或呼吸道、消化道传染病症状时不得上班，建议尽快就医。

（3）服务人员在直接为顾客提供服务时需佩戴口罩。

（4）售货员与顾客保持 1 米以上的社交距离，必要时安装透明隔板。

（5）引导顾客在排队结账时保持 1 米以上的社交距离。

（6）举办宣传、签售等活动时，引导顾客保持社交距离，避免顾客长时间在一个地方聚集。

（7）保持店内空气流通，营业前进行充分通风。

（8）必要时在出入口等位置配备免洗手消毒剂。

（9）保证集中空调通风系统运转正常。

（10）营业场所以清洁为主，预防性消毒为辅，顾客经常触摸的部位要定期清洁消毒。

（11）出现呕吐物时，立即用一次性吸水材料加足量消毒剂对呕吐物进行覆盖，清除呕吐物后，再对污染过的地面、墙壁等进行消毒处理。

（12）保持卫生间清洁干爽，提供洗手液，保证水龙头等设施能正常使用，垃圾及时清理。

（13）付款时尽量使用扫码等非现金、非接触的支付方式。

（14）通过海报、电子屏等宣传卫生防疫知识，引导顾客配合防疫措施。

（五）药店

1. 顾客

（1）有发热或呼吸道症状，特别是近期与呼吸道传染病患者有过密切接触的顾客，不建议前往。

（2）在挑选商品或排队结账时与他人保持 1 米以上的社交距离。

（3）付款时尽量使用扫码等非现金、非接触的支付方式。

（4）遵循呼吸卫生 / 咳嗽礼仪，咳嗽、打喷嚏时用肘部或纸巾遮掩。不随地吐痰，口鼻分泌物用纸巾包好弃置于垃圾箱内。

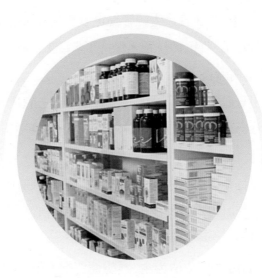

（5）注意手卫生，在如厕前后洗手，或使用免洗手消毒剂、湿巾等清洁双手。

（6）清洁双手前不要触碰口、眼、鼻，接触可能被污染的物品后必须洗手，或用手消毒剂消毒。

（7）注意保持店内环境卫生，言行举止得体，不大声喧哗，文明选购。

（8）药店如有测体温、戴口罩、购药登记等防疫要求，应予以配合。

2. 管理人员和工作人员

（1）建立健康监测报告制度。

（2）有发热或呼吸道、消化道传染病症状时不得上班，建议尽快就医。

（3）工作人员在直接为顾客提供服务时需佩戴口罩。

（4）售货员、收银员与顾客保持 1 米以上的社交距离，必要时安装透明隔板。

（5）引导顾客在排队结账时保持 1 米以上的社交距离。

（6）举办促销等活动时，应引导顾客保持社交距离，避免许多顾客长时间集中在一个地方聚集。

（7）保持药店内空气流通，营业前进行充分通风。

（8）必要时在出入口等位置配备免洗手消毒剂。

（9）保证集中空调通风系统运转正常。

（10）药店内以清洁为主，预防性消毒为辅，顾客经常触摸的部位要定期清洁消毒。

(11)出现呕吐物时,立即用一次性吸水材料加足量消毒剂对呕吐物进行覆盖,清除呕吐物后,再对污染过的地面、墙壁等进行消毒处理。

(12)保持卫生间清洁干爽,提供洗手液,保证水龙头等设施能正常使用,垃圾及时清理。

(13)付款时尽量使用扫码等非现金、非接触的支付方式。

(14)通过海报、电子屏等宣传卫生防疫知识,引导顾客配合防疫措施。

四、外出游玩

(一)酒店住宿

1. 宾客

(1)登记、入住、就餐、退房等情况下与他人保持1米以上的社交距离。

(2)遵循呼吸卫生/咳嗽礼仪,咳嗽、打喷嚏时用肘部或纸

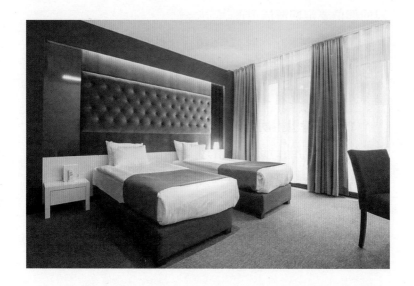

巾遮掩。不随地吐痰,口鼻分泌物用纸巾包好弃置于垃圾箱内。

(3)注意手卫生,在饮食、如厕前后洗手,或使用免洗手消毒剂、湿巾等清洁双手。

(4)清洁双手前不要触碰口、眼、鼻,接触可能被污染的物品后必须洗手,或用手消毒剂消毒。

(5)保持环境卫生,言行举止得体,不大声喧哗。

(6)提倡自带牙刷、梳子、剃须刀、指甲锉等物品。

(7)出入酒店餐厅、咖啡厅、茶座时要遵循相关类型的指引。

2. 管理人员和工作人员

(1)建立健康监测报告制度,定期对员工开展健康宣教指导。

（2）有发热或呼吸道、消化道传染病症状时不得上班,建议尽快就医。

（3）错开使用休息室、更衣室、员工餐厅等公共区域时间。

（4）引导宾客在办理入住、退房、就餐等情况下,保持1米以上的社交距离,或采用其他人流分散的措施。

（5）近距离为宾客服务时要佩戴口罩。

（6）酒店环境以清洁为主,预防性消毒为辅,宾客经常触摸的部位,如桌（台）面、门把手、水龙头等应定期清洁消毒。

（7）出现呕吐物时,立即用一次性吸水材料加足量消毒剂对呕吐物进行覆盖,清除呕吐物后,再对污染过的地面、墙壁等进行消毒处理。

（8）公共用品用具严格执行"一客一换一消毒",宾客退房后及时进行清洁。

（9）保持室内空气流通,保证集中空调通风系统运转正常。

（10）保持厢式电梯换气扇、地下车库通风系统运转正常。

（11）保持卫生间清洁干爽,提供洗手液,保证水龙头等设施能正常使用,垃圾及时清理。

（12）大堂、餐厅出入口等位置放置免洗手消毒剂,备齐纸巾和垃圾桶。

（13）在醒目位置张贴健康提示,利用各种显示屏宣传新冠肺炎等传染病的防控知识。

（二）游乐设施

1. 使用者

（1）有发热或呼吸道症状,特别是近期与呼吸道传染病患者有过密切接触的游客,不建议使用游乐设施。

（2）观摩、排队时与他人保持 1 米以上的社交距离。

（3）遵循呼吸卫生 / 咳嗽礼仪,咳嗽、打喷嚏时用肘部或纸巾遮掩。不随地吐痰,口鼻分泌物用纸巾包好弃置于垃圾箱内。

（4）注意手卫生,在如厕前后洗手,或使用免洗手消毒剂、湿巾等清洁双手。

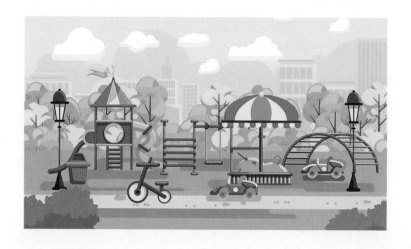

（5）清洁双手前不要触碰口、眼、鼻，接触可能被污染的物品后必须洗手，或使用手消毒剂消毒。

（6）保持环境卫生，言行举止得体，不大声喧哗，文明游乐。

（7）进入设施内的餐厅、咖啡厅、茶座等要遵循相关类型指引。

2. 管理人员和工作人员

（1）建立健康监测报告制度，定期对员工开展健康宣教指导。

（2）有发热或呼吸道、消化道传染病症状时不得上班，建议尽快就医。

（3）错开时间使用休息室、更衣室、员工餐厅等公共区域。

（4）提倡预约，分时间限制游客人数，防止游客聚集。

（5）引导游客分散入场、游玩，有序退场。

（6）划设"1米线"，引导游客保持1米以上的社交距离。

（7）近距离为游客服务时应佩戴口罩。

（8）游乐设施以清洁为主，预防性消毒为辅，游客经常触摸的部位要定期清洁消毒。

（9）出现呕吐物时，立即用一次性吸水材料加足量消毒剂对呕吐物进行覆盖，清除呕吐物后，再对污染过的地面、墙壁等进行消毒处理。

（10）保持游乐场所空气流通,密闭场所营业前进行充分通风。

（11）密闭场所保证集中空调通风系统运转正常。

（12）保持卫生间清洁干爽,提供洗手液,保证水龙头等设施能正常使用,垃圾及时清理。

（13）出入口和设施各处放置免洗手消毒剂,备齐纸巾和垃圾桶。

（三）野外营地

1. 游客

（1）有发热或呼吸道症状,特别是近期与呼吸道传染病患者有过密切接触的游客,建议不要前往,以免延误诊疗。

（2）使用营地内公用设施时,与他人保持 1 米以上的社交距离,经常洗手或使用免洗手消毒剂。

（3）遵循呼吸卫生 / 咳嗽礼仪,咳嗽、打喷嚏时用肘部或纸巾遮掩。不随地吐痰,口鼻分泌物用纸巾包好弃置于垃圾箱内。

（4）个人帐篷、露营车等室内空间露营设施,经常通风换气。

（5）使用公共餐厅、咖啡厅等设施时,遵守相关防疫规定。

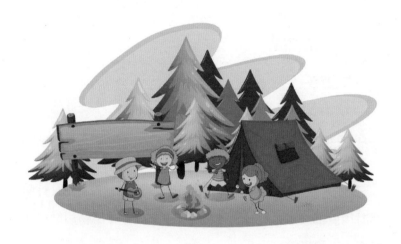

2. 管理人员和工作人员

（1）有发热或呼吸道症状，特别是近期与呼吸道传染病患者有过密切接触的员工，应及时就医，不要带病坚持工作。

（2）建立健康监测报告制度。

（3）建议采取预约、分时段等限流措施，避免露营地人员聚集。

（4）在露营地公共设施中标识保持 1 米以上间隔的提示。

（5）配置充足的洗手设施或免洗手消毒剂。

（6）露营设施（含拖车）及公用设施（炊事间、卫生间等）以清洁为主，加强通风换气。

（7）对门把手、栏杆等人员接触较多的公共物品和部位进行预防性消毒。

（四）动物园

1. 游客

（1）有发热或呼吸道症状，特别是近期与呼吸道传染病患者有过密切接触的游客，不建议前往。

（2）参观、排队时与他人保持 1 米以上的社交距离。

（3）保持手卫生，遵循呼吸卫生 / 咳嗽礼仪，咳嗽、打喷嚏时用肘部或纸巾遮掩。不随地吐痰，口鼻分泌物用纸巾包好弃置于垃圾箱内。

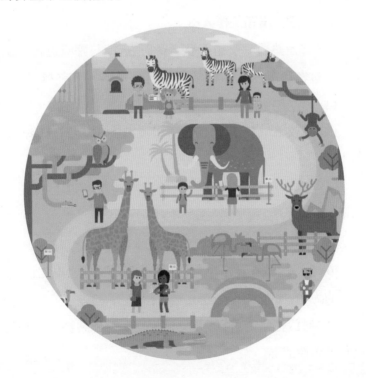

（4）倡导提前预约或线上购票。

（5）在公共场所言行举止得体，不大声喧哗。

（6）使用公共餐厅、咖啡厅等设施时，遵守相关防疫规定。

（7）游客与野生动物保持安全距离，不近距离接触野生动物。

2. 管理人员和工作人员

（1）有发热或呼吸道症状，特别是近期与呼吸道传染病患者有过密切接触的员工，应及时就医，不要带病坚持工作。

（2）建立健康监测报告制度。

（3）建议采取预约、分时段等限流措施，避免园区人员聚集。

（4）防止局部人员聚集，引导游客分散游园。

（5）提示游客与他人保持1米以上的社交距离。

（6）对门把手、扶手、座椅等人员接触较多的公共区域和部位进行预防性消毒。

（7）加强室内通风换气。

（8）尽量不举办多人聚集性活动。

（9）就餐或休息时与他人保持1米以上的社交距离。

（10）员工应错峰使用休息室、更衣室等公共区域。

（11）配备充足的洗手设施或免洗手消毒剂。

（12）保持手卫生，遵循呼吸卫生/咳嗽礼仪，咳嗽、打喷嚏时用肘部或纸巾遮掩。不随地吐痰,口鼻分泌物用纸巾包好弃置于垃圾箱内。

(13)加强对员工和游客的健康宣教指导。

(14)动物园要遵守野生动物防疫相关要求。

(15)提醒游客与野生动物保持安全距离,不近距离接触野生动物。工作人员与野生动物接触后落实好各项消毒防疫措施。

(五) 公园

1. 游客

(1)有发热或呼吸道症状,特别是近期与呼吸道传染病患者有过密切接触的游客,不建议前往。

(2)游览时随身携带口罩,尽量与他人保持1米以上的社交距离,如果难以避免近距离接触,可佩戴口罩。

(3)注意手卫生,清洁双手前不要触碰口、眼、鼻,接触可能被污染的物品后必须洗手,或用手消毒剂消毒。

(4)使用园内卫生间等设施时保持社交距离,有序排队使用。

(5)遵循呼吸卫生/咳嗽礼仪,咳嗽、打喷嚏时用肘部或纸巾遮掩。不随地吐痰,口鼻分泌物用纸巾包好弃置于垃圾箱内。

(6)在公共场所言行举止得体,不大声喧哗。

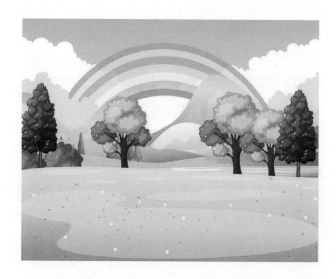

（7）尽量采用网络预约购票，选择刷卡、扫码等方式取票。

（8）遵守管理部门的防疫规定，如戴口罩、测体温等。

2. 管理人员和工作人员

（1）有发热或呼吸道症状，特别是近期与呼吸道传染病患者有过密切接触的员工，应及时就医，不要带病坚持工作。

（2）建立健康监测报告制度。

（3）建议采取预约、分时段等限流措施，确保园区内的空间。

（4）防止局部人员聚集，引导游客分散游园。

（5）提示游客与他人保持 1 米以上的社交距离。

（6）对门把手、扶手、座椅、游园设施等人员接触较多的公共区域和部位进行预防性消毒。

（7）加强室内通风换气。

（8）尽量不举办多人聚集及比赛等活动。

（9）就餐或休息时与他人保持1米以上的社交距离。

（10）员工应错峰使用休息室、更衣室等公共区域。

（11）配备充足的洗手设施或免洗手消毒剂。

（12）保持手卫生，遵循呼吸卫生/咳嗽礼仪，咳嗽、打喷嚏时用肘部或纸巾遮掩。不随地吐痰，口鼻分泌物用纸巾包好弃置于垃圾箱内。

（13）加强对员工和游客的健康宣教指导。

五、休闲娱乐

（一）户外活动

1. 市民在户外活动时可不佩戴口罩，当与同伴以外的人近距离接触时，需佩戴口罩。

2. 市民前往体育场所应遵守相关规定，获得许可后方可进入。

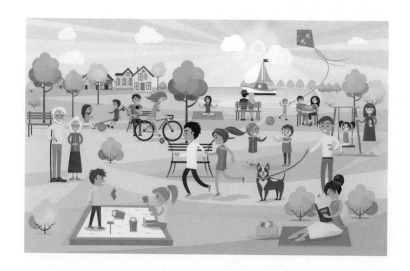

3. 儿童在监护人陪同下外出活动,监护人应注意儿童的个人卫生,如使用公用玩具和设施应注意手卫生,提醒儿童在游戏等活动中,不要用手触碰口、眼、鼻。

4. 户外活动时不随地吐痰,打喷嚏或咳嗽时用肘部或纸巾遮住。口鼻分泌物或吐痰时用纸巾包好,弃置于垃圾箱内。

5. 回家后要及时清洗双手。

(二) 公共卫生间

1. 使用人员

(1) 有序排队使用,与他人保持 1 米以上的社交距离,如果难以避免近距离接触,可随身携带口罩,必要时佩戴。

(2) 注意手卫生,清洁双手前不要触碰口、眼、鼻,接触可能被污染的物品后必须洗手,或用手消毒剂消毒。

（3）遵循呼吸卫生 / 咳嗽礼仪,咳嗽、打喷嚏时用肘部或纸巾遮掩。不随地吐痰,口鼻分泌物用纸巾包好弃置于垃圾箱内。

（4）言行举止得体,不大声喧哗。

（5）自觉维护公共卫生,爱护卫生设施。

（6）不随地乱扔纸屑、烟头等。

（7）不在坑外、池外便溺,便后及时冲水。

（8）节约用水,不浪费资源。

（9）遵守管理部门防疫规定,如戴口罩、测体温。

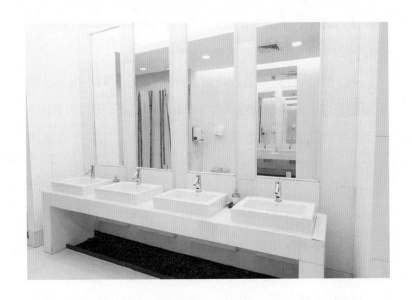

2. 管理人员和工作人员

（1）工作人员在执行本行业职业防护要求的基础上，加强个人防护。

（2）工作人员工作时需全程穿戴工作服、口罩、手套，作业完成后要及时洗手，换洗工作服，更换口罩，保持个人卫生。

（3）遇到便溺在外时，工作人员应穿戴好工作服、口罩、乳胶手套、胶靴，使用水管冲洗时注意防止喷溅。

（4）洗手处需提供洗手液，保证水龙头等设施能正常使用。

（5）管理部门应以多种形式开展健康教育，组织开展传染病防控知识培训，培养员工良好的卫生习惯和技能，提高防病意识。

（6）保持良好的卫生习惯，作业时避免用手触摸口、鼻、眼。

（7）不随地吐痰，咳嗽、打喷嚏时用肘部或纸巾部遮住。口鼻分泌物或吐痰时用纸巾包好，弃置于垃圾箱内。

（8）卫生间应保持清洁干爽，提供洗手液，保证水龙头等设施能正常使用。

（9）增加巡查频次，视情况增加清洁消毒频次，及时清理废纸篓。

（三）美容 / 美发 / 美甲

1. 顾客

（1）有发热或呼吸道症状，特别是近期与呼吸道传染病患者有过密切接触的顾客，不建议前往。

（2）提前预约，配合美容 / 美发 / 美甲店如实登记个人信息。

（3）按照预约时间到达，避免人群聚集。

（4）等候时与他人保持 1 米以上的社交距离。

（5）遵循呼吸卫生 / 咳嗽礼仪，咳嗽、打喷嚏时用肘部或纸巾遮掩。不随地吐痰，口鼻分泌物用纸巾包好弃置于垃圾箱内。

（6）注意手卫生，清洁双手前不要触碰口、眼、鼻。接触公共用品或其他可能被污染的物品后必须洗手，或使用免洗

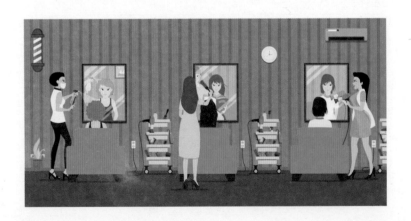

手消毒剂。

（7）在公共区域言行举止得体，不大声喧哗。

2. 从业人员

（1）有发热或呼吸道症状，特别是近期与呼吸道传染病患者有过密切接触的员工，应及时就医，不要带病坚持工作。

（2）建立健康监测报告制度。

（3）保持个人卫生，工作服清洁卫生，勤洗手。提供服务时按行业管理要求佩戴防护用品。

（4）建议采取预约、分时段等限流措施，控制人流量和密度。

（5）提示顾客与他人保持 1 米以上的社交距离。

（6）在营业前后进行充分的通风换气。

（7）配备充足的洗手设施或免洗手消毒剂。

（8）加强对员工和顾客的健康教育指导，保持手卫生，遵循呼吸卫生 / 咳嗽礼仪，咳嗽、打喷嚏时用肘部或纸巾遮掩。不随地吐痰，口鼻分泌物用纸巾包好弃置于垃圾箱内。

（9）保持营业场所环境整洁，对顾客接触较多的公共用品和部位定期清洁消毒。

（10）剪刀、梳子、推子、剪指刀、指甲锉等工具应"一客一用一消毒"，毛巾、围布、床单、枕套、被罩等公共用品应"一客一换一消毒"。

（四）大众浴场

1. 顾客

（1）有发热或呼吸道症状，特别是近期与呼吸道传染病患者有过密切接触的顾客，不建议前往。

（2）提前预约，配合大众浴场如实登记个人信息。

（3）按照预约时间到达，避免人员聚集。

（4）排队时与他人保持 1 米以上的社交距离。

（5）遵循呼吸卫生 / 咳嗽礼仪，咳嗽、打喷嚏时用肘部或纸巾遮掩。不随地吐痰，口鼻分泌物用纸巾包好弃置于垃圾箱内。

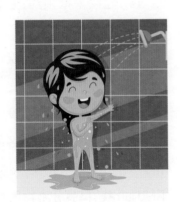

（6）注意手卫生，清洁双手前不要触碰口、眼、鼻。接触公共用品或其他可能被污染的物品，以及饮食前后必须洗手，或用免洗手消毒剂消毒。

（7）在公共区域言行举止得体，不大声喧哗。

2. 从业人员

（1）有发热或呼吸道症状，特别是近期与呼吸道传染病患者有过密切接触的，应及时就医，不要带病坚持工作。

（2）制定疫情防控工作方案和应急预案。

（3）建立健康监测报告制度。

（4）保持个人卫生,工作服清洁卫生,勤洗手。提供服务时按行业管理要求佩戴防护用品。

（5）营业中加强通风设施运行,保持场所通风良好。每日歇业后,及时打开门窗进行充分的自然通风换气。

（6）营业结束后对所有设施场所进行彻底清洗,重点场所要进行预防性消毒,做到无积水、无异味。

（7）毛巾、拖鞋等公共用品用具做到"一客一换一消毒"。保持更衣柜、坐凳的清洁卫生,每日进行预防性消毒。公共用品用具受到污染时应随时消毒。

（8）建议采取预约、分时段等限流措施,控制人流量和密度。

（9）提示顾客与他人保持 1 米以上的社交距离。

（10）配备充足的洗手设施或免洗手消毒剂。

（11）加强对员工和顾客的健康教育指导,保持手卫生。

（12）遵循呼吸卫生 / 咳嗽礼仪,咳嗽、打喷嚏时用肘部或纸巾遮掩。不随地吐痰,口鼻分泌物用纸巾包好弃置于垃圾箱内。

（五）电影院 / 剧场

1. 观众

（1）有发热或呼吸道症状,特别是近期与呼吸道传染病患者有过密切接触的观众,不建议前往。

（2）排队取票时与他人保持 1 米以上的社交距离。

（3）保持手卫生,遵循呼吸卫生 / 咳嗽礼仪,咳嗽、打喷嚏时用肘部或纸巾遮掩。不随地吐痰,口鼻分泌物用纸巾包好弃置于垃圾箱内。

（4）建议提前预约或线上购票。

（5）在影院 / 剧场内或观看时言行举止得体,不大声喧哗。

（6）充分预留时间到达,避免人群聚集。

2. 管理人员和工作人员

（1）有发热或呼吸道症状,特别是近期与呼吸道传染病患者有过密切接触的员工,应及时就医,不要带病坚持工作。

（2）制定疫情防控工作方案和应急预案。

（3）建立健康监测报告制度。

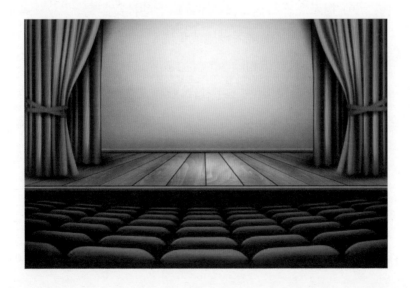

（4）建议采取预约、分时段等限流措施,避免人员聚集。

（5）提示观众与他人保持 1 米以上的社交距离。

（6）在人员聚集时按相关要求做好个人防护。

（7）保持电影院 / 剧场环境整洁,对顾客接触较多的公共用品和部位要定期清洁消毒,3D 眼镜应"一客一用一消毒"。

（8）演出前后进行充分的通风换气。

（9）卫生间配备充足的洗手设施或免洗手消毒剂。

（10）保持手卫生,遵循呼吸卫生 / 咳嗽礼仪,咳嗽、打喷嚏时用肘部或纸巾遮掩。不随地吐痰,口鼻分泌物用纸巾包好弃置于垃圾箱内。

（11）加强对员工和顾客的健康教育指导。

（12）限制有大规模人员参加的宣传活动。

（六）体育场馆 / 游泳场馆

1. 健身人员

（1）有发热或呼吸道症状,特别是近期与呼吸道传染病患者有过密切接触的顾客,不建议前往。

（2）提前预约,配合场馆如实登记个人信息。

（3）按照预约时间到达,避免人员聚集。

（4）排队时与他人保持 1 米以上的社交距离。

（5）遵循呼吸卫生 / 咳嗽礼仪,咳嗽、打喷嚏时用肘部或纸巾遮掩。不随地吐痰,口鼻分泌物用纸巾包好弃置于垃圾箱内。

（6）注意手卫生，清洁双手前不要触碰口、眼、鼻。接触公用器械、设施或其他可能被污染的物品，以及进食前后必须洗手，或用手消毒剂消毒。

（7）在公共区域言行举止得体，不大声喧哗。

2. 管理人员和工作人员

（1）有发热或呼吸道症状，特别是近期与呼吸道传染病患者有过密切接触的员工，应及时就医，不要带病坚持工作。

（2）制定疫情防控工作方案和应急预案。

（3）建立健康监测报告制度。

（4）建议采取预约、分时段等限流措施，控制人流量和密度。

（5）提示顾客与他人保持 1 米以上的社交距离。

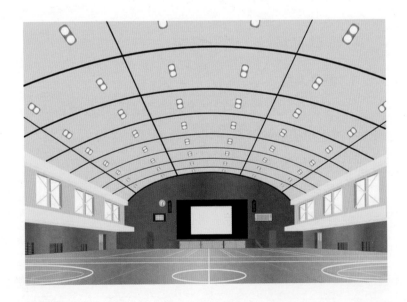

（6）在人员聚集时按相关要求做好个人防护。

（7）保持场馆清洁卫生，加强对门把手、公用健身器械、更衣柜等公共部位进行预防性消毒。

（8）室内场馆在营业前后应进行充分的通风换气。

（9）配备充足的洗手设施或免洗手消毒剂。

（10）加强对员工和顾客的健康教育指导，保持手卫生，遵循呼吸卫生／咳嗽礼仪，咳嗽、打喷嚏时用肘部或纸巾遮掩。不随地吐痰，口鼻分泌物用纸巾包好弃置于垃圾箱内。

（11）限制有大规模人员参加的聚集活动。

（七）KTV

1. 顾客

（1）有发热或呼吸道症状，特别是近期与呼吸道传染病患者有过密切接触的顾客，不建议前往。

（2）提前预约，配合 KTV 如实登记个人信息。

（3）按照预约时间到达，避免人员聚集。

（4）排队时与他人保持 1 米以上的社交距离。

（5）遵循呼吸卫生／咳嗽礼仪，咳嗽、打喷嚏时用肘部或纸巾遮掩。不随地吐痰，口鼻分泌物用纸巾包好弃置于垃圾箱内。

（6）注意手卫生，清洁双手前不要触碰口、眼、鼻。接触公用物品或其他可能被污染的物品，以及饮食前后必须洗手，或用手消毒剂消毒。

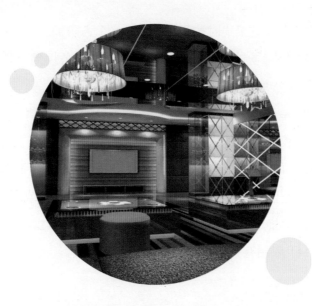

2. 管理人员和工作人员

（1）有发热或呼吸道症状，特别是近期与呼吸道传染病患者有过密切接触的员工，应及时就医，不要带病坚持工作。

（2）应制定疫情防控工作方案和应急预案。

（3）建立健康监测报告制度。

（4）建议采取预约、分时段等限流措施，控制人流量和密度。

（5）提醒顾客在场所公共区域活动时与他人保持 1 米以上的社交距离。

（6）在人员聚集时按相关要求做好个人防护。

（7）营业前后应进行充分的通风换气。

（8）保持场所清洁卫生，加强公共用品用具清洁消毒，对麦克风、点歌设备按键、配套娱乐用品等在使用前应提前进行消毒。对餐具、杯具、水果刀叉等公共用品用具做到"一客一换一消毒"。公共用品用具受到污染时应随时消毒。

（9）配备充足的洗手设施或手部消毒剂。

（10）加强对员工和顾客的健康教育指导，保持手卫生，遵循呼吸卫生／咳嗽礼仪，咳嗽、打喷嚏时用肘部或纸巾遮掩。不随地吐痰，口鼻分泌物用纸巾包好弃置于垃圾箱内。

（11）每批顾客离开后应及时更换麦克风话筒套。

（12）限制有大规模人员参加的聚集活动。

（八）网吧

1. 顾客

（1）有发热或呼吸道症状，特别是近期与呼吸道传染病患者有过密切接触的顾客，不建议前往。

（2）提前预约，配合网吧如实登记个人信息。

（3）按照预约时间到达，避免人员聚集。

（4）排队时与他人保持 1 米以上的社交距离。

（5）遵循呼吸卫生／咳嗽礼仪，咳嗽、打喷嚏时用肘部或纸巾遮掩。不随地吐痰，口鼻分泌物用纸巾包好弃置于垃圾箱内。

（6）注意手卫生，清洁双手前不要触碰口、眼、鼻。接触公用物品或其他可能被污染的物品，以及进食前后必须洗手，或用手消毒剂消毒。

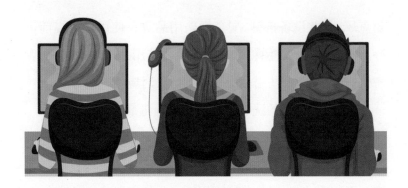

（7）在公共区域言行举止得体,不大声喧哗。

（8）避免久坐和长时间连续上网,注意保护视力。

2. 管理人员和工作人员

（1）有发热或呼吸道症状,特别是近期与呼吸道传染病患者有过密切接触的员工,应及时就医,不要带病坚持工作。

（2）制定疫情防控工作方案和应急预案。

（3）建立健康监测报告制度。

（4）做好来客登记工作。

（5）建议采取预约、分时段等限流措施,控制人流量和密度。

（6）电脑保持足够间距,保证顾客间距在 1 米以上。

（7）提醒顾客在场所公共区域活动时与他人保持 1 米以上的社交距离。

（8）在人员聚集时按相关要求做好个人防护。

（9）营业前后应进行充分的通风换气。

（10）保持网吧清洁卫生,加强鼠标、键盘、耳麦等公共用品用具的清洁,受到污染时应随时消毒。

(11) 配备充足的洗手设施或手部消毒剂。

(12) 加强对员工和顾客的健康教育指导,保持手卫生,遵循呼吸卫生/咳嗽礼仪,咳嗽、打喷嚏时用肘部或纸巾遮掩。不随地吐痰,口鼻分泌物用纸巾包好弃置于垃圾箱内。

(九) 酒吧 / 夜场

1. 顾客

(1) 有发热或呼吸道症状,特别是近期与呼吸道传染病患者有过密切接触的顾客,不建议前往。

(2) 提前预约,配合场所如实登记个人信息。

(3) 按照预约时间到达,避免人员聚集。

(4) 排队时与他人保持 1 米以上的社交距离。

(5) 遵循呼吸卫生 / 咳嗽礼仪,咳嗽、打喷嚏时用肘部或纸巾遮掩。不随地吐痰,口鼻分泌物用纸巾包好弃置于垃圾箱内。

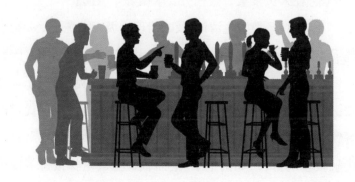

(6) 注意手卫生,清洁双手前不要触碰口、眼、鼻。接触公用物品或其他可能被污染的物品,以及进食前后必须洗手,或用手消毒剂消毒。

(7) 注意在公共区域言行举止得体。

2. 管理人员和工作人员

(1) 有发热或呼吸道症状,特别是近期与呼吸道传染病患者有过密切接触的员工,应及时就医,不要带病坚持工作。

(2) 制定疫情防控工作方案和应急预案。

(3) 建立健康监测报告制度。

(4) 做好来客登记工作。

(5) 建议采取预约、分时段等限流措施,控制人流量和密度。

(6) 桌位摆放保持足够间距,保证顾客间距在 1 米以上。

(7) 提醒顾客在场所公共区域活动时与他人保持 1 米以上的社交距离。

(8) 在人员聚集时按相关要求做好个人防护。

(9) 保持环境卫生清洁,及时清理垃圾。在洗手处要提供洗手液,保证水龙头等设施能正常使用。保持洗手间清洁干爽。

(10) 加强公共用品用具清洁消毒,对麦克风、娱乐设备按键、配套娱乐用品等,在使用前应提前进行消毒。提供的餐饮具、话筒套等公共用品用具应"一客一换一消毒",顾客接触较多的部位,如门把手、桌面、水龙头、电梯按键等应根据客流量随时消毒。

（11）营业前,应充分进行室内通风换气。营业中确保通风设施正常运行,保持场所通风良好。每日歇业后,及时打开门窗进行充分的自然通风换气。

（12）加强对员工和顾客的健康教育指导,保持手卫生,遵循呼吸卫生 / 咳嗽礼仪,咳嗽、打喷嚏时用肘部或纸巾遮掩。不随地吐痰,口鼻分泌物用纸巾包好弃置于垃圾箱内。

（13）提供服务时保持个人卫生,工作服清洁卫生,勤洗手。

（14）限制有大规模人员参加的聚集活动。

（十）影楼 / 照相馆

1. 顾客

（1）有发热或呼吸道症状,特别是近期与呼吸道传染病患者有过密切接触的顾客,不建议前往。

（2）提前预约,配合影楼 / 照相馆如实登记个人信息。

（3）按照预约时间到达,避免人员聚集。

（4）排队等候时,与他人保持 1 米以上的社交距离。

（5）注意手卫生,在如厕前后洗手,或使用免洗手消毒剂、湿巾等清洁双手。

（6）清洁双手前不要触碰口、眼、鼻,接触可能被污染的物品后必须洗手,或用免洗手消毒剂消毒。

（7）遵循呼吸卫生 / 咳嗽礼仪,咳嗽、打喷嚏时用肘部或纸

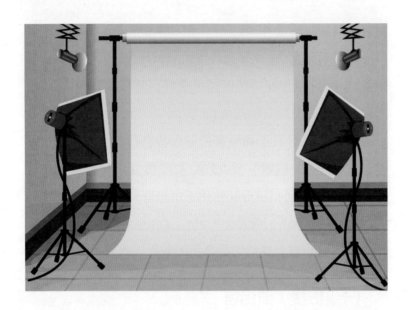

巾遮掩。不随地吐痰，口鼻分泌物用纸巾包好弃置于垃圾箱内。

（8）在公共场所言行举止得体，不大声喧哗。

（9）遵守影楼／照相馆相关防疫管理措施。

2. 管理人员和工作人员

（1）建立健康监测报告制度。

（2）有发热或呼吸道、消化道传染病症状时不得上班，建议尽快就医。

（3）保持个人卫生，工作服清洁卫生，勤洗手。为客人提供服务时按行业管理要求佩戴防护用品。

（4）在店内人员易聚集区域划设"一米线"，控制人流密度。

（5）提示顾客随时与他人保持 1 米以上的社交距离。

（6）提倡预约，合理安排顾客到店时间，避免人员聚集。

（7）提倡非接触式选片、结账等服务方式。

（8）保持室内空气流通，营业前进行充分通风。

（9）保证集中空调通风系统、厢式电梯换气扇运转正常。

（10）保持公共用品用具清洁卫生，定期消毒。服装、道具应保证"一客一用一消毒"。

（11）保持卫生间清洁干爽，提供洗手液，保证水龙头等设施能正常使用，垃圾及时清理。

（12）通过海报、电子屏等宣传卫生防疫知识，引导顾客配合防疫措施。

六、文化交流

（一）图书馆／科技馆

1. 访客

（1）有发热或呼吸道症状，特别是近期与呼吸道传染病患者有过密切接触的访客，不建议前往。

（2）提前预约，配合场所如实登记个人信息。

（3）按照预约时间到达，避免人员聚集。

（4）排队时与他人保持 1 米以上的社交距离。

（5）遵循呼吸卫生／咳嗽礼仪，咳嗽、打喷嚏时用肘部或纸巾遮掩。不随地吐痰，口鼻分泌物用纸巾包好弃置于垃圾箱内。

（6）注意手卫生，清洁双手前不要触碰口、眼、鼻。接触公用物品或其他可能被污染的物品后必须洗手，或用手消毒剂。

（7）在公共区域言行举止得体，不大声喧哗。

2. 管理人员和工作人员

（1）有发热或呼吸道症状，特别是近期与呼吸道传染病患者有过密切接触的员工，应及时就医，不要带病坚持工作。

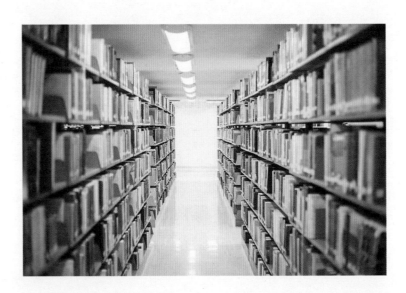

（2）加强对服务人员、外包人员、保安、保洁、物业等员工的管理,做好健康监测报告。

（3）做好访客登记工作。提倡采取预约、分时段等限流措施,控制人流量和密度。

（4）阅览室座位保持足够间距,保证访客间距在 1 米以上。

（5）提醒访客在场所公共区域活动时与他人保持 1 米以上的社交距离。

（6）在人员聚集时按相关要求做好个人防护。

（7）加强公共用品用具的清洁消毒,电子触摸屏、设备按键、配套设施等使用后及时消毒。对访客较多的区域或部位,如安检口、咨询台、洗手间、重要通道、扶梯把手、电梯轿厢、座椅等做好清洁消毒工作。

（8）营业前,充分进行室内通风换气。营业中确保通风设施正常运行,保持场所通风良好。每日歇业后,及时打开门窗进行充分的自然通风换气。

（9）加强对员工和访客的健康教育指导,保持手卫生,遵循呼吸卫生 / 咳嗽礼仪,咳嗽、打喷嚏时用肘部或纸巾遮掩。不随地吐痰,口鼻分泌物用纸巾包好弃置于垃圾箱内。

（10）在为访客提供服务时保持个人卫生,工作服清洁卫生,勤洗手。

（11）保持馆内环境卫生清洁,及时清理垃圾。在洗手处提供洗手液,保证水龙头等设施能正常使用,保持洗手间清洁干爽。

(12) 限制有大规模人员参加的聚集活动。

(二)博物馆／美术馆／展览馆

1. 访客

(1) 有发热或呼吸道症状,特别是近期与呼吸道传染病患者有过密切接触的访客,不建议前往。

(2) 提前预约,配合场所如实登记个人信息。

(3) 按照预约时间到达,避免人员聚集。

(4) 排队时与他人保持 1 米以上的社交距离。

(5) 遵循呼吸卫生／咳嗽礼仪,咳嗽、打喷嚏时用肘部或纸巾遮掩。不随地吐痰,口鼻分泌物用纸巾包好弃置于垃圾箱内。

(6) 注意手卫生,清洁双手前不要触碰口、眼、鼻。接触公用物品或其他可能被污染的物品后必须洗手,或用免洗手消毒剂。

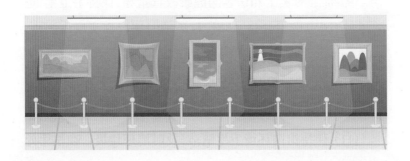

(7) 在公共区域言行举止得体,不大声喧哗。

2. 管理人员和工作人员

（1）有发热或呼吸道症状,特别是近期与呼吸道传染病患者有过密切接触的员工,应及时就医,不要带病坚持工作。

（2）加强对服务人员、外包人员、保安、保洁、物业等员工的管理,做好健康监测报告。

（3）做好访客登记工作。提倡采取预约、分时段等限流措施,控制人流量和密度。

（4）提醒访客在场所公共区域活动时与他人保持 1 米以上的社交距离。

（5）在人员聚集时按相关要求做好个人防护。

（6）加强公共用品用具的清洁消毒,电子触摸屏、设备按键、配套设施等使用后及时消毒。安检口、咨询台、洗手间、重要通道、扶梯把手、电梯轿厢、座椅等公用区域或部位,做好清洁消毒工作。

（7）营业前,充分进行室内通风换气。营业中确保通风设施正常运行,保持场所通风良好。每日歇业后,及时打开门窗进行充分的自然通风换气。

（8）加强对员工和访客的健康教育指导,保持手卫生,遵循呼吸卫生 / 咳嗽礼仪,咳嗽、打喷嚏时用肘部或纸巾遮掩。不随地吐痰,口鼻分泌物用纸巾包好弃置于垃圾箱内。

(9) 为访客提供服务时保持个人卫生,工作服清洁卫生,勤洗手。

(10) 保持馆内环境卫生清洁,及时清理垃圾。在洗手处提供洗手液,保证水龙头等设施能正常使用,保持洗手间清洁干爽。

(11) 限制有大规模人员参加的聚集活动。

七、特别活动

(一) 家庭庆祝活动,如婚礼、寿宴

1. 参与者

(1) 有发热或呼吸道症状,特别是近期与呼吸道传染病患者有过密切接触的参与者,不建议前往。

(2) 提前预约,配合场所如实登记个人信息。

(3) 与他人保持 1 米以上的社交距离。

(4) 遵循呼吸卫生 / 咳嗽礼仪,咳嗽、打喷嚏时用肘部或纸巾遮掩。不随地吐痰,口鼻分泌物用纸巾包好弃置于垃圾

箱内。

（5）注意手卫生,清洁双手前不要触碰口、眼、鼻。接触公用物品或其他可能被污染的物品,以及饮食前后必须洗手,或用免洗手消毒剂。

（6）在公共区域言行举止得体,不大声喧哗。

（7）使用公筷公勺分餐。

2. 活动组织者

（1）活动尽可能简短,避免时间过长。

（2）根据人数合理安排场地,安排座位时保持至少1米距离,控制人员密度。

（3）若有发热或呼吸道症状,特别是近期与呼吸道传染病患者有过密切接触的活动组织者,应及时就医,不带病坚持活动。

（4）做好来宾登记工作,控制人员流量和密度。

（5）保持活动场地卫生清洁,及时清理垃圾。在洗手处提供洗手液,保证水龙头等设施能正常使用,保持洗手间清洁干爽。

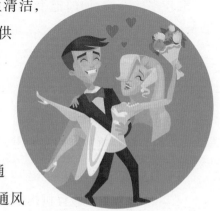

（6）活动前充分进行室内通风换气。活动中确保通风设施正常运行,保持场所通风

良好。活动结束后及时打开门窗进行充分的自然通风换气。

（7）加强对工作人员和来宾的健康教育指导，保持手卫生，遵循呼吸卫生/咳嗽礼仪，咳嗽、打喷嚏时用肘部或纸巾遮掩。不随地吐痰，口鼻分泌物用纸巾包好弃置于垃圾箱内。

（8）工作人员提供服务时应保持个人卫生，工作服清洁卫生，勤洗手。

（9）注意饮食卫生，实行分餐制。提供的公共餐饮用品用具应"一客一用（换）一消毒"。

（10）注意手卫生，清洁双手前不要触碰口、眼、鼻。接触公用物品或其他可能被污染的物品，以及饮食前后必须洗手，或用手消毒剂消毒。

（11）加强公共用品用具的清洁消毒，对麦克风、娱乐设备按键、配套娱乐用品等使用前应提前进行消毒。参与者接触较多的部位，如门把手、桌面、水龙头等应根据人流随时消毒。

（二）丧葬活动

1. 家属/访客

（1）有发热或呼吸道症状，特别是近期与呼吸道传染病患者有过密切接触的家属/访客，不建议前往。

（2）配合殡葬服务机构如实登记个人信息。

（3）与他人保持 1 米以上的社交距离。

（4）遵循呼吸卫生 / 咳嗽礼仪，咳嗽、打喷嚏时用肘部或纸巾遮掩。不随地吐痰，口鼻分泌物用纸巾包好弃置于垃圾箱内。

（5）注意手卫生，清洁双手前不要触碰口、眼、鼻。接触公用物品或其他可能被污染的物品后必须洗手，或用免洗手消毒剂。

（6）在公共区域言行举止得体，不大声喧哗。

（7）举行以家庭为中心的葬礼，参加葬礼人数尽可能少，尽可能缩短葬礼时间。

（8）访客慰问尽可能简短，不建议停留时间过长。

（9）注意饮食卫生，实行分餐制。

2. 管理人员和工作人员

（1）有发热或呼吸道症状，特别是近期与呼吸道传染病患者有过密切接触的员工，应及时就医，不要带病坚持工作。

（2）制定疫情防控工作方案和应急预案。

（3）加强对服务人员、外包人员、保安、保洁、物业等员工的管理，做好健康监测报告。

（4）活动安排尽可能简短，避免活动时间过长。

（5）根据参加人数合理安排场地，控制人员密度。

（6）做好家属／访客登记工作。必要时采取限流措施，控制人流量。

（7）提醒家属／访客与他人保持1米以上的社交距离。

（8）加强公共用品用具的清洁消毒。如门把手、桌椅、访客室、车辆等。

（9）活动前充分进行室内通风换气。活动中确保通风设施正常运行，保持场所通风良好。活动后，及时打开门窗进行充分的自然通风换气。

（10）加强对员工和家属／访客的健康教育指导，保持手卫生，遵循呼吸卫生／咳嗽礼仪，咳嗽、打喷嚏时用肘部或纸巾遮掩。不随地吐痰，口鼻分泌物用纸巾包好弃置于垃圾箱内。

（11）为家属／访客提供服务时保持个人卫生，工作服清洁卫生，勤洗手。

（12）保持馆内环境卫生清洁，及时清理垃圾。在洗手处提供洗手液，保证水龙头等设施能正常使用，保持洗手间清洁干爽。

第二章

工作指引

一、办公场所

1. 职工

（1）有发热或呼吸道症状，特别是近期与呼吸道传染病患者有过密切接触的员工，应及时就医，不要带病上班。

（2）熟知新冠肺炎等传染病各项预防措施，遵守有关规定。

（3）注意手卫生，清洁双手前不要触碰口、眼、鼻。接触公用物品或其他可能被污染的物品，以及饮食前后必须洗手，或用免洗手消毒剂。

（4）遵循呼吸卫生/咳嗽礼仪，咳嗽、打喷嚏时用肘部或纸巾遮掩。不随地吐痰，口鼻分泌物用纸巾包好弃置于垃圾箱内。

（5）与他人保持 1 米以上的社交距离。

（6）做好职业防护，保持个人卫生，工作服清洁卫生，勤洗手。

2. 经营管理人员

（1）建立主体责任制，明确办公场所各单位各部门具体

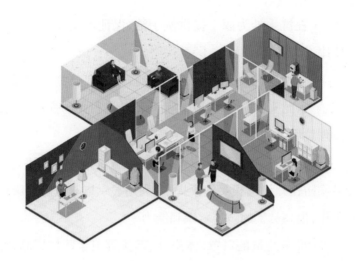

职责。

(2) 建立租(用)户名录清单,包括单位(部门)名称、责任人、联系方式等基本信息。建立楼宇、院落出入口常态化管控措施。

(3) 根据疫情控制情况和政府发布的相关信息,制定灵活的工作制度和内部管理方案,完善和细化各类防控措施。

(4) 建立健康监测报告制度,员工出现发热等异常健康状况时,不得要求其带病上班,应劝其及时就医。

(5) 保持办公场所空气流通。通风时优先打开窗户,采用自然通风。有条件的可以开启排风扇等抽气装置以加强室内空气流动。保证集中空调通风系统、厢式电梯换气扇和地下车库通风系统运转正常。

（6）在洗手处为职工提供洗手液,保证水龙头等设施正常使用,保持洗手间清洁干爽。

（7）保持清洁卫生,对职工接触较多的桌(台)面、电脑、门把手、水龙头、扶手等公用物品和部位进行预防性消毒,及时清理垃圾。

（8）在办公场所公共区域醒目位置张贴宣传新冠肺炎等传染病防控知识及相关健康提示,利用显示屏等做好健康宣教工作,提高员工的防控意识和能力。

（9）准备适量的口罩、体温计、碘伏等卫生防护用品,提供给身体不适的员工使用,并协助其及时就医。

二、会议室

1. 参会人员

（1）有发热或呼吸道症状,特别是近期与呼吸道传染病患者有过密切接触的人员,不要带病参会。

（2）熟知新冠肺炎等传染病各项预防措施,遵守会场有关规定。

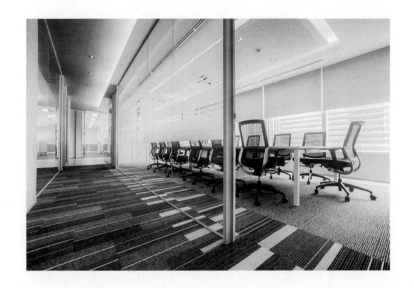

（3）注意手卫生，清洁双手前不要触碰口、眼、鼻。接触公用物品或其他可能被污染的物品后必须洗手，或用免洗手消毒剂。

（4）遵循呼吸卫生 / 咳嗽礼仪，咳嗽、打喷嚏时用肘部或纸巾遮掩。不随地吐痰，口鼻分泌物用纸巾包好弃置于垃圾箱内。

（5）与他人保持 1 米以上的社交距离。

（6）做好个人防护，根据需要佩戴口罩。

（7）提倡自带杯具、饮具。

2. 会议组织者和会场工作人员

（1）尽量减少或避免举办大型会议。会议尽可能简短，避免时间过长。倡导召开视频或电话会议，或将大的聚集会议拆分成小型会议，减少每个会场聚集的人数，减少不同会场之间的人员流动。

（2）根据疫情控制情况和政府发布的相关信息，制定灵活的会议流程，完善和细化各类防控措施。

（3）根据参会人数合理安排场地，控制人员密度。会场内座位尽量增加间距，参会人员四周间隔不少于1米。

（4）有发热或呼吸道症状，特别是近期与呼吸道传染病患者有过密切接触的工作人员，应及时就医，不要带病参会。

（5）会议举办方应登记当次会议所有与会人员联系信息，以便必要时开展追踪监测。

（6）工作人员提供服务时保持个人卫生，工作服清洁卫生，勤洗手，根据需要佩戴口罩。

（7）会议开始前和结束后，应进行充分的室内通风换气。会议中保持会场内空气流通。通风时优先打开窗户，采用自然通风。有条件的可以开启排风扇等抽气装置以加强室内空气流动。保证集中空调通风系统、厢式电梯换气扇、地下车库通风系统运转正常。

（8）在洗手处提供洗手液，保证水龙头等设施能正常使用，保持洗手间清洁干爽。

（9）会场内环境与物品以清洁为主，预防性消毒为辅，避免过度消毒，受到污染时随时进行清洁消毒。

（10）减少公共用品用具使用，公共用品用具进行"一人一用（换）一消毒"。

（11）倡导在会场签到、出入口等醒目位置张贴宣传新冠肺炎等传染病防控知识及相关健康提示,利用显示屏等做好健康宣传教育工作,提高参会人员的防控意识和能力。

（12）准备适量的口罩、体温计、碘伏等卫生防护用品,提供给身体不适的参会人员及工作人员使用,并协助其及时就医。

三、车间

1. 职工

（1）有发热或呼吸道症状,特别是近期与呼吸道传染病患者有过密切接触的员工,应及时就医,不要带病上班。

（2）熟知新冠肺炎等传染病的各项预防措施,遵守有关规定。

（3）注意手卫生,清洁双手前不要触碰口、眼、鼻。接触公用物品或其他可能被污染的物品,以及饮食前后必须洗手,或用免洗手消毒剂。

（4）遵循呼吸卫生／咳嗽礼仪,咳嗽、打喷嚏时用肘部或纸巾遮掩。不随地吐痰,口鼻分泌物用纸巾包好弃置于垃圾

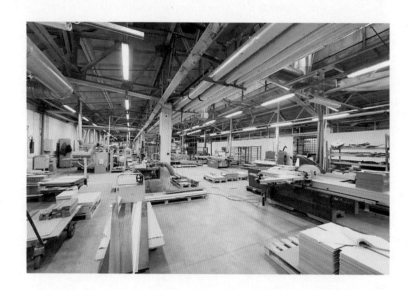

箱内。

(5) 在车间、更衣室、职工食堂等人员较为密集区域,注意与他人保持 1 米以上的距离。

(6) 做好职业防护,保持个人卫生,工作服清洁卫生,勤洗手。

2. 经营管理人员

(1) 建立主体责任制,明确各部门具体职责。

(2) 建立车间、厂房建筑及院落出入口常态化管控措施。

(3) 根据疫情控制情况和政府发布的相关信息,制定灵活的工作制度和内部管理方案,完善和细化各类防控措施。

(4) 建立职工健康监测报告制度,发现员工出现发热等异常健康状况时,不得要求其带病上班,应劝其及时就医。

(5)掌握每日到岗人员和轮换班次情况,以便必要时开展追踪监测。

(6)保持车间空气流通,对生产环境有特殊要求的应符合其生产条件。

(7)加强对员工的健康教育指导,做好职业防护,保持手卫生,注意遵循呼吸卫生/咳嗽礼仪,咳嗽、打喷嚏时用肘部或纸巾遮掩。不随地吐痰,口鼻分泌物用纸巾包好弃置于垃圾箱内。

(8)为工作人员提供便利的洗手设施,保证水龙头等设施能正常使用,保证洗手液供应充足,保持洗手间清洁干爽。

(9)加强公共用品用具的清洁消毒,对生产劳动工具、设备按键、配套设施等,在使用后及时清洁消毒。有条件的为职工提供更衣室、盥洗室。

(10)保持车间、厂区环境清洁,及时清理垃圾。

(11)集体用餐时注意食品卫生,实行分餐制,加强食饮具清洗消毒。

(12)倡导在车间及公共区域等醒目位置张贴宣传新冠肺炎等传染病防控知识及相关健康提示,利用显示屏等做好健康宣传教育工作,提高职工的防控意识和能力。

(13)准备适量的口罩、体温计、碘伏等卫生防护用品,提供给身体不适的职工使用,并协助其及时就医。

四、工地

1. 工作人员

（1）有发热或呼吸道症状，特别是近期与呼吸道传染病患者有过密切接触的员工，应及时就医，不要带病工作。

（2）熟知新冠肺炎等传染病的各项预防措施，遵守有关规定。

（3）注意手卫生，清洁双手前不要触碰口、眼、鼻。接触公用物品或其他可能被污染的物品，以及饮食前后必须洗手，或用手消毒剂消毒。

（4）遵循呼吸卫生／咳嗽礼仪，咳嗽、打喷嚏时用肘部或纸巾遮掩。不随地吐痰，口鼻分泌物用纸巾包好弃置于垃圾箱内。

（5）在工地、职工食堂出入口等人员较为密集区域，与他人保持1米以上的社交距离。

（6）做好职业防护，保持个人卫生，工作服清洁卫生，勤洗手。

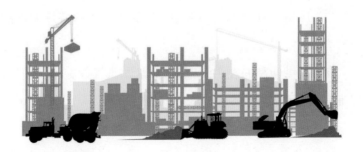

2. 管理人员

（1）有发热或呼吸道症状，特别是近期与呼吸道传染病患者有过密切接触的员工，应及时就医，不要带病工作。

（2）制定疫情防控工作方案和应急预案，明确各参建单位职责，制定疫情防控工作的应对流程。

（3）加强工地出入人员登记管理制度，对出入施工现场和生活区、办公区的外单位人员，实行实名制登记，有发热等症状的应拒绝进场。

（4）建立健康监测报告制度。掌握工地每日到岗人员和轮换班次情况，以便必要时开展追踪监测。

（5）加强公共用品用具的清洁消毒，对生产劳动工具、设备按键、配套设施等使用后及时清洁消毒。有条件的可为工地作业人员提供更衣室、盥洗室。

（6）加强对员工的健康教育指导，做好职业防护，保持手卫生，遵循呼吸卫生／咳嗽礼仪，咳嗽、打喷嚏时用肘部或纸巾遮掩。不随地吐痰，口鼻分泌物用纸巾包好弃置于垃圾箱内。

（7）保持作业场所空气流通,对生产环境有特殊要求的应符合其生产条件。

（8）提供便利的洗手设施,保证水龙头等设施正常使用,保证洗手液供应充足,保持洗手间清洁干爽。

（9）保持工地、公共区域环境清洁,及时清理垃圾。

（10）集体用餐时注意食品卫生,实行分餐制,加强食饮具清洗消毒。

（11）倡导在车间出入口、公共区域等醒目位置张贴宣传新冠肺炎等传染病防控知识及相关健康提示,利用显示屏等做好健康宣传教育工作,提高职工的防控意识和能力。

（12）准备适量的口罩、体温计、碘伏等卫生防护用品,提供给身体不适的员工使用,并协助其及时就医。

五、服务窗口（银行、邮局等）

1. 客户

（1）有发热或呼吸道症状,特别是近期与呼吸道传染病患者有过密切接触的人员,尽量避免前往。

（2）尽可能避开高峰时段，避免人员聚集。

（3）必要时提前预约，配合场所如实登记个人信息。

（4）注意手卫生，清洁双手前不要触碰口、眼、鼻。接触公用物品或其他可能被污染的物品后必须洗手，或使用免洗手消毒剂消毒。

（5）遵循呼吸卫生／咳嗽礼仪，咳嗽、打喷嚏时用肘部或纸巾遮掩。不随地吐痰，口鼻分泌物用纸巾包好弃置于垃圾箱内。

（6）与他人保持 1 米以上的社交距离。

（7）在公共区域言行举止得体，不大声喧哗。

2. 管理人员和工作人员

（1）有发热或呼吸道症状，特别是近期与呼吸道传染病患者有过密切接触的员工，应及时就医，不要带病坚持工作。

（2）建立健康监测报告制度。

（3）大厅内划设"一米线"，提示顾客排队时保持 1 米以上的社交距离。

（4）营业前充分进行室内通风换气。营业中确保通风设施正常运行，保持场所通风良好。每日歇业后，及时打开门窗进行充分的自然通风换气。

（5）控制大厅内客户数量。推荐优先考虑在线办理日常业务。

（6）提供便利的洗手设施,保证水龙头等设施能正常使用和洗手液充足供应,保持洗手间清洁干爽。

（7）加强公共用品用具的清洁消毒,取号机、柜台柜面、密码器、签字笔、点钞机、ATM 机、公共座椅等在使用后及时清洁消毒。

（8）加强对员工的健康教育指导,保持手卫生,注意遵循呼吸卫生 / 咳嗽礼仪,咳嗽、打喷嚏时用肘部或纸巾遮掩。不随地吐痰,口鼻分泌物用纸巾包好弃置于垃圾箱内。

（9）集体用餐时注意食品卫生,实行分餐制,加强餐饮具清洗消毒。

（10）保持大厅、电梯口和咨询台等区域环境整洁,及时清理垃圾。

六、露天作业 / 露天执勤

1. 工作人员

（1）有发热或呼吸道症状,特别是近期与呼吸道传染病患者有过密切接触的员工,应及时就医,不要带病工作。

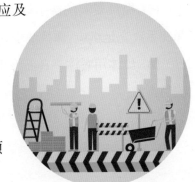

(2) 注意手卫生,清洁双手前不要触碰口、眼、鼻。接触公用物品或其他可能被污染的物品,以及饮食前后必须洗手,或用免洗手消毒剂。

(3) 遵循呼吸卫生 / 咳嗽礼仪,咳嗽、打喷嚏时用肘部或纸巾遮掩。不随地吐痰,口鼻分泌物用纸巾包好弃置于垃圾箱内。

(4) 与他人保持 1 米以上的社交距离。

(5) 做好职业防护,工作服定期清洗。

2. 管理人员

(1) 有发热或呼吸道症状,特别是近期与呼吸道传染病患者有过密切接触的员工,应及时就医,不要带病坚持工作。

(2) 建立健康监测报告制度。

(3) 加强公共用品用具的清洁消毒,对生产劳动工具、设备按键、配套设施等使用后及时清洁消毒。有条件的可为露天作业人员提供更衣室、盥洗室。

(4) 加强对员工的健康教育指导,保持手卫生,注意遵循呼吸卫生 / 咳嗽礼仪,咳嗽、打喷嚏时用肘部或纸巾遮掩。不随地吐痰,口鼻分泌物用纸巾包好弃置于垃圾箱内。

（5）提供便利的洗手设施，保证水龙头等设施正常使用和洗手液充足供应，保持洗手间清洁干爽。

（6）集体用餐注意食品卫生，实行分餐制，加强餐饮具清洗消毒。

七、商务洽谈／拜访客户

1. 个人

（1）有发热或呼吸道症状，特别是近期与呼吸道传染病患者有过密切接触的人员，应及时就医，不带病工作或接受洽谈拜访。

（2）熟知新冠肺炎等传染病的各项预防措施，遵守有关规定。

（3）安排尽可能简短，避免时间过长，必要时在线进行。

（4）提前预约，按照预约时间到达。

（5）注意手卫生，清洁双手前不要触碰口、眼、鼻。接触公用物品或其他可能被污染的物品，以及饮食前后必须洗手，或使用免洗手消毒剂消毒。

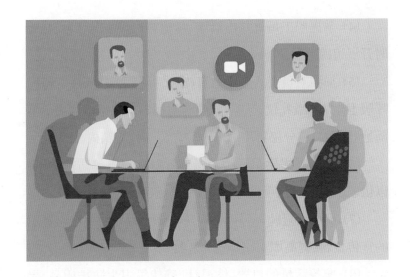

（6）遵循呼吸卫生／咳嗽礼仪，咳嗽、打喷嚏时用肘部或纸巾遮掩。不随地吐痰，口鼻分泌物用纸巾包好弃置于垃圾箱内。

（7）注意与他人保持1米以上的社交距离。

（8）做好个人防护，保持个人卫生，工作服清洁卫生，勤洗手。

2. 经营管理者

（1）建立主体责任制，明确各单位各部门具体职责。

（2）根据疫情控制情况和政府发布的相关信息，制定灵活的工作制度和内部管理方案，完善和细化各类防控措施。

（3）建立健康监测制度，员工出现发热等异常健康状况时，不得要求其带病上班，劝其及时就医。

（4）掌握职工每日外出洽谈、拜访客户等情况，以便必要时开展追踪监测。

（5）加强对员工的健康教育指导，保持手卫生，注意遵循呼吸卫生／咳嗽礼仪，咳嗽、打喷嚏时用肘部或纸巾遮掩。不随地吐痰，口鼻分泌物用纸巾包好弃置于垃圾箱内。

（6）为职工提供免洗手消毒剂、纸巾、口罩等防护物资，以供职工在没有洗手设施情况下清洁双手。

（7）提供新冠肺炎等传染病防控知识以及相关健康提示的宣传资料，提高职工防控意识和能力。

（8）准备适量的口罩、体温计、碘伏等卫生防护用品，提供给身体不适的职工使用，并协助其及时就医。

八、田间务农

1. 有发热或呼吸道症状，特别是近期与呼吸道传染病患者有过密切接触的务农人员，建议注意休息，劳逸结合，尽快就医。

2. 在户外开阔的地方务农，注意手卫生，清洁双手前不要触碰口、眼、鼻。

3. 接触可能被污染的物品，以及饮食前后必须洗手，或用免洗手消毒剂。

4. 遵循呼吸卫生／咳嗽礼仪，咳嗽、打喷嚏时用肘部或纸巾遮掩。不随地吐痰，口鼻分泌物用纸巾包好弃置于垃圾箱内。

5. 在集体劳动时，与他人保持 1 米以上的社交距离。

6. 在温度较高、空气流通较差、以家庭为单位的大棚环境下务农，注意手卫生，并对大棚进行适度适时通风。

7. 经营主体开展农业生产，应建立职工健康监测报告制度，对外来务工人员做好登记。员工出现发热等异常健康状况时，不得要求其带病务农，应劝其及时就医。

8. 经营主体在组织农业生产时遵循"有序下田，分时下地，分散干活"的原则。

9. 经营主体应加强公共用品用具的清洁消毒，对生产劳动工具、配套设施等使用后及时清洁消毒。

10. 为务工人员提供便利的洗手设施，保证水龙头等设施能正常使用和洗手液、肥皂供应充足，保持洗手间清洁干爽。

11. 集体用餐时注意食品卫生，实行分餐制，加强餐饮具清洗消毒。

12. 加强农村环境整治,引导农民群众不乱丢生活垃圾、不乱倒生活污水、不随地吐痰、不乱堆柴草和农具。在疫情防控期间不乱丢用过的口罩,及时清理户内外杂物、瓶罐等,铲除病媒生物孳生环境,保持生产生活环境卫生。

13. 提早在家中对自有农机具进行检修和保养。

14. 村镇和经营主体充分利用广播电视、互联网等形式开展农技指导和卫生防疫指导。

九、养殖业

1. 工作人员

（1）有发热或呼吸道症状,特别是近期与呼吸道传染病患者有过密切接触的员工,应及时就医,不要带病工作。

（2）注意手卫生,清洁双手前不要触碰口、眼、鼻。接触公用物品或其他可能被污染的物品,以及饮食前后必须洗手,或用手消毒剂消毒。

（3）遵循呼吸卫生 / 咳嗽礼仪,咳嗽、打喷嚏时用肘部或纸巾遮掩。不随地吐痰,口鼻分泌物用纸巾包好弃置于垃圾箱内。

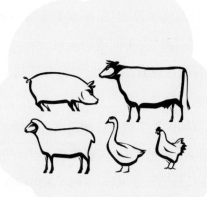

（4）与他人保持 1 米以上的社交距离。

（5）做好职业防护，工作服定期清洗。

（6）遵守养殖场严格的卫生管理制度。

（7）遵守人工饲养野生动物、禽畜相关防疫规定。

2. 管理人员

（1）有发热或呼吸道症状，特别是近期与呼吸道传染病患者有过密切接触的员工，应及时就医，不要带病坚持工作。

（2）建立健康监测报告制度。

（3）加强公共用品用具的清洁消毒，对生产劳动工具、设备按键、配套设施等使用后及时清洁消毒。

（4）加强对员工的健康教育指导，保持手卫生，注意遵循呼吸卫生／咳嗽礼仪，咳嗽、打喷嚏时用肘部或纸巾遮掩。不随地吐痰,口鼻分泌物用纸巾包好弃置于垃圾箱内。

(5) 提供便利的洗手设施,保证水龙头等设施正常使用和洗手液供应充足,保持洗手间清洁干爽。

(6) 集体用餐时注意食品卫生,实行分餐制,加强餐饮具清洗消毒。

(7) 严格执行场区常规消毒管理制度。对场区进出车辆、进出人员、生产车间、养殖工具、饲料库房、仓库、办公区域、食堂、宿舍等生产生活场所及通风口、空调等关键位置进行消毒。

(8) 在企业和场区醒目位置张贴卫生防疫等宣传标语。

(9) 保持饲养环境清洁卫生,防止病原微生物滋生蔓延。

十、领队 / 导游

1. 有发热或呼吸道症状,特别是近期与呼吸道传染病患者有过密切接触的人员,应及时就医,不要带病坚持工作。

2. 旅程前请浏览相关网页,查阅有新冠肺炎等重大传染病报告个案的国家 / 地区。向到访国家领事馆或卫生当局查询有关的健康指引或旅游限制,并事先告知团友并加以配合。如非必要,应避免前往高风险地区。

3. 出发前做好以下准备:目的地就诊流程及医院名单。纸巾、口罩、体温计、呕吐袋,以备团友不时之需。免洗手消毒剂,以供团友在没有洗手设施情况下清洁双手。团友家属联络电话及当地或相关国家领事馆的电话。

4. 旅程中选用信誉良好、符合卫生标准、能够提供洗手液和洗手设备的餐馆用餐。实行分餐制,提醒团友使用公筷公勺。不安排食用野味及其制品。

5. 根据团队人数安排合适的旅游车,提供足够多的座位,以免车厢过于拥挤。车上须备有呕吐袋及纸巾供团友使用。司机每日在旅客上车前及下车后要清洁车厢,充分通风。对乘客接触较多的部位擦拭消毒。若车厢有被旅客呼吸道

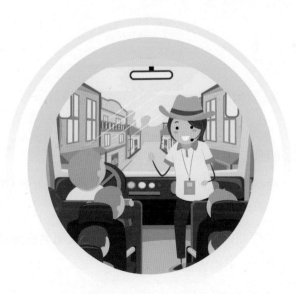

分泌物、呕吐物或排泄物弄污的地方,应及时清洁消毒。

6. 提醒团友在旅程中留意自己的健康情况。必要时为其提供协助和服务。

7. 注意保持个人卫生,经常保持双手清洁。避免触摸眼睛、鼻及口。遵守呼吸卫生 / 咳嗽礼仪,咳嗽、打喷嚏时用肘部或纸巾遮掩。不随地吐痰,口鼻分泌物用纸巾包好弃置于垃圾箱内。

8. 不与他人共用毛巾或私人用品。

9. 保存团友个人资料及联络电话最少一个月,必要时配合卫生部门开展传染病调查工作。

十一、餐饮服务

1. 厨师

(1) 持健康证上岗,上岗前确保身体状况良好,杜绝带病上岗。

(2) 工作期间加强手卫生,用洗手液或肥皂在流动水下洗手,或用速干手消毒剂揉搓双手。

(3) 注意个人卫生,打喷嚏、咳嗽时用肘部或纸巾遮挡。口鼻分泌物用纸巾包好后,弃置于垃圾桶内。

(4) 工作时戴口罩,穿戴工作服、帽和手套,保持个人卫生和工作服帽整洁干净。

(5) 规范食品加工制作过程,不同类型的食品原料要分开储存、分开加工。烹饪过程要做到生熟分开、烧熟煮透。

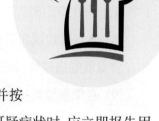

(6) 严禁宰杀、烹饪野生动物或生病禽畜。

(7) 每日进行自我健康监测,并按单位要求报告。出现发热、咳嗽等可疑症状时,应立即报告用人单位,并及时就医。

(8) 做好餐饮具、食品加工工具和用具的清洁消毒。

(9) 上班不得扎堆聊天,与他人保持 1 米以上的社交距离,下班尽量不参加聚集性活动。

2. 服务员

(1) 上岗前确保身体状况良好,工作期间每日进行体温监测,避免过度劳累,杜绝带病上岗。

(2) 上岗时统一着装,工作服保持干净整洁,定期清洗消毒。

(3) 注意个人卫生,打喷嚏、咳嗽时用肘部或纸巾遮挡。

口鼻分泌物用纸巾包好后,弃置于有盖的垃圾桶内。

(4) 提供服务时尽量避免与顾客直接接触,减少与顾客的交流时间。

(5) 工作期间加强手卫生,用洗手液或肥皂在流动水下洗手,或用速干手消毒剂揉搓双手。

(6) 均衡营养,适度运动,保证睡眠充足。

(7) 工作期间建议佩戴口罩,与他人交谈时尽量保持1米以上的社交距离。

(8) 就餐时建议自带餐具,餐厅打包带走,尽量避免堂食,如在食堂就餐应错峰,就餐过程中减少交流,缩短就餐时间。

(9) 避免参加群体性聚集性活动,如聚会、聚餐等。

第三章

预防性消毒指引

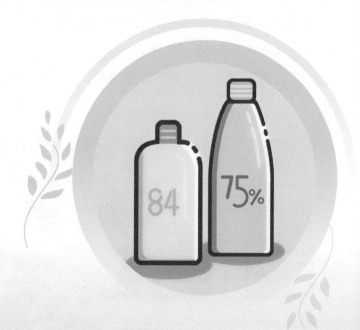

一、消毒原则

1. 没有出现患者或无症状感染者的场所，通常以清洁卫生为主，预防性消毒为辅。当面临传染病威胁或者人群密集性活动时才有必要进行消毒。

2. 外环境原则上无需消毒，不应对室外空气进行消毒，

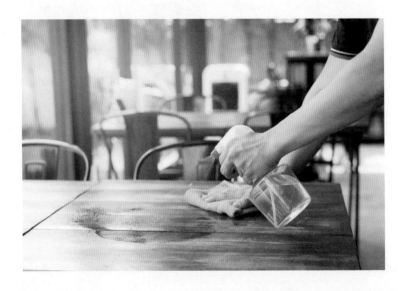

对于很少用手触及的场所,如地面、绿植、墙面、宣传栏等,没有明确受到呕吐物、分泌物、排泄物污染时,不需要消毒。室外健身器材、公共座椅等人群使用较为频繁的物品,可增加清洁频次,如有明确污染时,进行表面消毒。

3. 社区、单位不需要对进入的人员、汽车、自行车及其携带的物品等进行消毒。

4. 通常情况下,室内下水管道不需要定期消毒。

5. 消毒剂对物品有腐蚀作用,特别是对金属腐蚀性很强,对人体也有刺激,残留消毒剂会对环境造成污染,对物品造成损毁,要适度消毒。

二、消毒剂选择

表面消毒可选择含氯消毒剂(如 84 消毒液)、75% 乙醇。手消毒可选择含酒精的速干手消毒剂,皮肤消毒可选择 0.5% 的碘伏。

三、消毒方法

1. 室内空气　开窗通风为主,每日开窗通风 2~3 次,每次至少 30 分钟,在寒冷季节需注意人员保暖。

2. 手、皮肤　以洗手为主,在接触可疑污染环境后可以使用含酒精速干手消毒剂擦拭消毒,皮肤在可能接触可疑污染物后建议选择用 0.5% 的碘伏消毒。

3. 地面和可能被污染的墙壁等表面　可用 500~1 000mg/L 的含氯消毒液(如某含氯消毒液,有效氯含量为 5%,配制成浓度为 1 000mg/L 的含氯消毒液时取 1 份消毒液,加入 49 份水)擦拭或喷洒消毒,消毒顺序由外向内,消毒作用时间不少于 30 分钟。

4. 餐饮具　首选煮沸消毒 15 分钟,也可用 250mg/L 含氯消毒液浸泡 15 分钟后,再用清水洗净(如某含氯消毒液,有效氯含量为 5%,配制成浓度为 250mg/L 的含氯消毒液时取 1 份消毒液,加入 199 份水)。

5. 物体表面　经常触碰的物体表面(如门把手、水龙头、购物车把手、门帘等)等可用250~500mg/L的含氯消毒液(如某含氯消毒液,有效氯含量为5%,配制成浓度为500mg/L的含氯消毒液时取1份消毒液,加入99份水)、75%酒精或其他可用于表面消毒的消毒剂擦拭消毒,作用30分钟后清水擦拭干净。

6. 卫生间　卫生间的消毒应以手经常接触的表面为主,如门把手、水龙头等,可用500mg/L的含氯消毒液或其他可用于表面消毒的消毒剂,擦拭消毒,作用30分钟后清水擦拭干净。

7. 拖布和抹布等卫生用具　应专区专用,专物专用,避免交叉污染。使用后以1 000mg/L的含氯消毒液进行浸泡消毒,作用30分钟后用清水冲洗干净,晾干存放。

8. 衣服、被褥、毛巾等纺织品　可流通蒸汽或煮沸消毒15分钟,或用250mg/L的含氯消毒液进行浸泡消毒,作用15~30分钟后,按常规清洗。

9. 呕吐物、排泄物及分泌物直接污染地面　污染物可用一次性吸水材料(如纱布、抹布等)蘸取5 000~10 000mg/L含氯消毒液(如某含氯消毒液,有效氯含量为5%,配制成10 000mg/L含氯消毒液时,取1份消毒液,加入4份水)小心移除。地面用1 000mg/L含氯消毒液擦拭被污染表面及其周围可能污染的表面。处理污染物应戴手套与一次性使用医用口罩,处理完毕后应洗手或进行手消毒。

四、注意事项

1. 消毒剂具有一定的毒性刺激性,配制和使用时应注意个人防护,包括口罩、帽子、手套和工作服等,配制消毒剂时为防止溅到眼睛,建议佩戴防护镜。同时消毒剂具有一定的腐蚀性,注意达到消毒时间后用清水擦拭,防止对消毒物品造成损坏。

2. 含氯消毒剂对织物具有漂白作用,对织物消毒时要慎重。

3. 用其他消毒剂进行消毒时,使用前认真阅读消毒产品说明书,严格按照说明书规定的使用范围、使用方法、作用浓度、作用时间正确使用。

4. 所使用消毒剂应在有效期内,消毒剂须现配现用。

第四章

公众出现发热呼吸道症状后的就诊指引

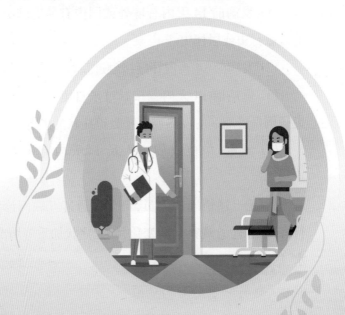

一、无发热,但有咳嗽、
咽痛等呼吸道症状

1. 有下列情况之一的人员,应立即前往发热门诊排查就诊:

(1) 发病前14天内有境外或国内有新冠肺炎病例报告地区旅行史或居住史。

(2) 发病前14天内怀疑接触过新型冠状病毒感染者。

(3) 发病前14天内曾接触过来自境外或国内有新冠肺炎病例报告地区的发热或有呼吸道症状的患者。

(4) 家庭、单位或周边人员14天内有多人出现相同症状。

2. 无上述情况的人员,可首先通过互联网诊疗平台进行咨询,并注意观察病情变化,如无症状加重等情况,可多饮水,居家休息。

二、若出现发热、干咳等症状，建议及时前往就近的发热门诊就医

发热门诊可在卫生相关部门的官方网站进行查找。也可拨打"12345"热线咨询。

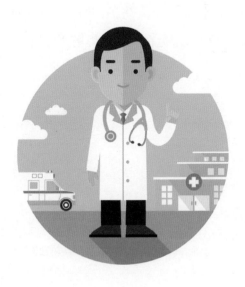

三、注意事项

1. 前往医院的路上，患者和陪同人员应全程佩戴医用外科口罩，保持手卫生，尽量避免乘坐公共交通工具。患者如为儿童，应尽可能减少发热儿童的陪同家长人数。

2. 在医院就诊时，应遵从发热门诊就诊、转诊流程，听从医务人员安排，做好个人防护，并尽量与其他患者保持1米以上的社交距离，避免在人群密集场所停留。

第五章

旅行者指引

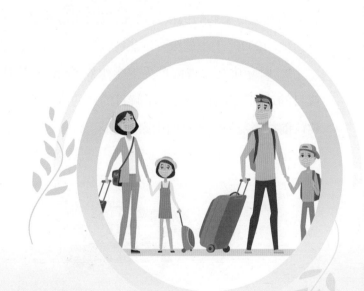

一、出发前

1. 国内旅行可首先查阅国家卫生健康委网站了解新冠肺炎等重大传染病病例报告情况，以及旅游建议。同时可拨打当地"12320"卫生健康咨询热线询问当地防控建议。

2. 国际旅行可查阅世界卫生组织网站、海关总署网站或目的地国家的官方网站，了解目的地的疫情发生情况。不建议前往当前疫情严重的国家和地区。

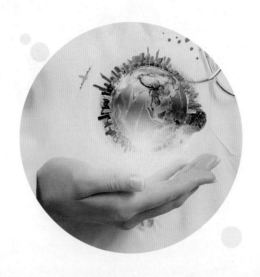

3. 做好防护物品准备,按照停留时间、旅行地卫生设施状况等,准备适量的口罩、免洗手消毒剂等。

4. 患有慢性疾病、65 岁以上老年人,建议出发前听取专业医生的健康状况评价,慢性病发作或罹患其他急性疾病的一定要避免前往疫情发生地。

二、旅程中

1. 要配合铁路、民航、客运等交通部门健康检查的要求,如有发热、干咳等症状,要及时终止旅行。

2. 在乘坐飞机、火车、长途汽车过程中出现发热、干咳等症状,要及时佩戴一次性使用医用口罩并向司乘人员或领队 / 导游报告,寻求帮助。

3. 到达住宿地后要按照当地政府部门各项防控措施要求,配合开展健康检疫,做好个人防护。

4. 在当地旅行时,最好不要前往宠物市场,以及任何动物制品市场,特别是有畜禽屠宰的市场。

5. 要勤洗手,每次洗手要用肥皂或洗手液,至少要用水冲洗 20 秒。如果旅行地不方便洗手,应在饭前、便前便后以及触摸眼、口、鼻时,使用免洗手消毒剂。

6. 当打喷嚏、咳嗽时,一定要用纸巾或肘部遮住口鼻。

7. 如出现发热、干咳等症状时,应首先佩戴医用外科口罩,并到就近的发热门诊(医院)及时就医。如果症状严重行动不便,可拨打"120"或当地的救助电话寻求帮助。与他人接触时尽可能保持 1 米以上的社交距离。

三、返回后

1. 返回后应按照相关规定做好各项防控工作。

2. 若出现发热、干咳等症状时,可参照"公众出现发热呼吸道症状后的就诊指引"。

第六章

公众佩戴口罩指引

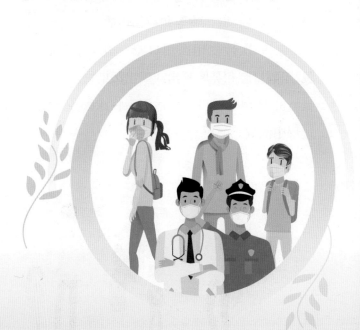

一、口罩分类及适用范围

1. 民用卫生口罩　适用于日常环境中普通人群用于阻隔飞沫、花粉、微生物等颗粒物传播。

2. 一次性使用医用口罩　适用于普通医疗环境中佩戴,阻隔口腔和鼻腔呼出或喷出污染物。

3. 医用外科口罩　适用于临床医务人员在有创操作等过程中佩戴。

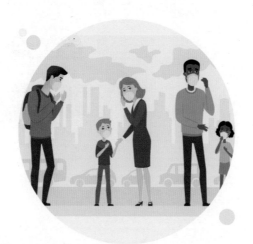

4. 医用防护口罩　适用于医疗工作环境下,过滤空气中的颗粒物,阻隔飞沫、血液、体液、分泌物等。

5. 自吸过滤式防颗粒物呼吸器(包括 N95 口罩)　适用于防护各类颗粒物,包括粉尘、烟、雾和微生物。

二、佩戴口罩场景指引

1. 职业防护以及因工作需要与公众频繁近距离交流和接触的人员(如交警、行业执法人员、社区工作人员等)按岗位要求佩戴口罩。

2. 建议罹患任何呼吸道感染性疾病(如流感、普通感冒等)的人员前往公共场所(区域)时要佩戴口罩。

3. 强烈建议护理老年人、婴幼儿和长期卧床不起患者的护理人员,在罹患呼吸道感染性疾病时,暂停护理。必须护理时应佩戴医用外科口罩,并保持手卫生。

4. 任何人前往医院就诊或陪同他人前往医院时需佩戴口罩。通常建议佩戴医用口罩,并尽量与其他患者保持 1 米以上的社交距离。

5. 其他无法确定风险的情况,可随身携带口罩,必要时佩戴。

6. 除医院就诊等特殊情况外,通常建议佩戴民用卫生口罩或一次性使用医用口罩。

7. 行业主管部门有其他要求的,执行行业主管部门的相关规定。

第七章

科学使用空调指引

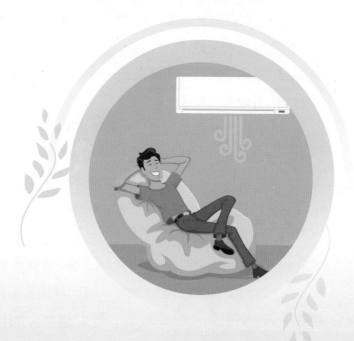

1. 使用空调前应进行清洗,中央空调应进行定期检测,使用专业消毒剂防止空调内积攒的病菌和螨虫造成呼吸道感染。

2. 夏季从室外进入室内不要立刻开空调,避免舒张的血管快速收缩引发心脑血管意外。

3. 开空调时暂不要关闭门窗,空气流通一段时间后再关闭。使用中央空调时应提高新风率,并保持一定的空气流动和自然通风。

4. 空调应调至 26℃左右,保证室内外温差不会太大,既可节能,又可避免感冒。

5. 使用空调时间不要太长,一般开 3 小时就要关闭一段时间,并敞开门窗通风。

6. 长期在空调房间里工作和生活者,应注意增加户外活动,接触阳光,呼吸新鲜空气。

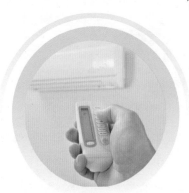

7. 铺凉席时应不开空调,避免罹患"空调病"及导致肩周炎、关节炎复发。

8. 空调口不应直吹人体,特别是不能吹向婴幼儿、老年人和体弱者,避免引发不适或感冒。